병을 고치는
한글파장 ·········· 그리고

인체의
구조

병을 고치는 한글파장 그리고 인체의 구조

발행일   2023년 1월 13일

지은이   운해(雲海) 양종수
펴낸이   손형국
펴낸곳   (주)북랩
편집인   선일영   편집   정두철, 배진용, 김현아, 김가람
디자인   이현수, 김민하, 김영주, 안유경   제작   박기성, 황동현, 구성우, 권태련
마케팅   김회란, 박진관
출판등록 2004. 12. 1(제2012-000051호)
주소   서울특별시 금천구 가산디지털 1로 168, 우림라이온스밸리 B동 B113~114호, C동 B101호
홈페이지 www.book.co.kr
전화번호 (02)2026-5777   팩스   (02)3159-9637

ISBN   979-11-6836-677-0 03510 (종이책)   979-11-6836-678-7 05510 (전자책)

(주)북랩 성공출판의 파트너

북랩 홈페이지와 패밀리 사이트에서 다양한 출판 솔루션을 만나 보세요!

홈페이지 book.co.kr • **블로그** blog.naver.com/essaybook • **출판문의** book@book.co.kr

작가 연락처 문의 ▸ ask.book.co.kr

작가 연락처는 개인정보이므로 북랩에서 알려드릴 수 없습니다.

병을 고치는
한글파장

우리글에 숨겨져 있는
놀라운 효능

그리고

인체의
구조

운해雲海 양종수

북랩

들어가며

현대의학은 상상을 못 할 정도로 발전하여 인체의 모든 기능을 꿰뚫고 있는 것 같다. 심지어는 유전자를 조작하여 건강하게 살 수 있게 만든다고 하니 감사할 일이다. 그 때문에 인간의 수명이 100세까지 연장된다고 하는데, 병원에 아픈 사람이 넘쳐나는 이유는 무엇일까. 100세까지 산다고 해도 그 혜택을 받는 사람은 일부에 지나지 않을 것이다. 우선적으로 해결할 것은 환자를 줄어들게 하는 것이다. 환자가 늘어나는 것은 현대의학에 문제가 있다고 봐야 한다.

세상에는 과학으로 증명되지 않는 일들이 수없이 많아서, 과학으로 증명되지 않은 것은 믿으려 하지 않는다. 완전히 과학만능시대가 되었지만, 과학으로 증명할 수 없는 부분은 세상 종말까지 가도 풀지 못할 것이다. 그래서 과학이라고 무조건 신뢰해서는 안 된다. 과학이 모든 것을 해결할 수 있었다면, 우리의 삶은 더 평화로워졌을 것이다.

과학으로 해결할 수 없는 이유는, 물속에 잠겨 있는 얼음덩이 같아 잠긴 부분은 어떤 구조로 되어 있는지 알 수 없기 때문이다. 이것은 자신의 키보다 높은 데 있는 물건은 다른 것의 도움 없이 자력으로 내릴 수 없는 것에 비유할 수 있다. 나는 과학으로 밝혀내지 못하는 한글파장을 알아내기 위하여 수많은 노력을 한 결과 우리글에서 강력한 파장이 나와 병도 치유할 수 있다는 것을 알게 되었다. 이것은 현재의 과학으로는 밝혀낼 수 없는 신비이다.

그 신비와 병을 만드는 유해파의 해악이 이 책에 실려 있어 읽지 않는 사람은 손해를 볼 수밖에 없다. 한글의 문자와 숫자를 합하면 유해파가 중화되어 병을 낫게 하며, 이 책에는 생활에 이로움을 주는 파장이 설명되어 있다. 대부분 유해파가 병이 되는 원흉이라고 하면 믿지 않을 뿐 아니라 과학자들은 정신이 나간 사람의 주장이라고 할 것이다. 그러나 한글의 자음과 모음, 숫자를 병합하면 병이 치유되고 생활에 도움이 되는 파장이 나오는 것은 사실이다.

나는 이 원리를 알기 위하여 숱한 연구와 검증을 거친 결과 한글의 문자와 숫자와 물질을 병합하면 신비의 힘이 나온다는 것을 발견했다. 그래서 '유해파제로정'이라는 제품을 만들어 중화시키는 일을 20년이 넘게 하고 있다. 이것은 내 능력이 아닌 신의 은총이라고 생각되어 감사하게 생각한다.

이 제품으로 유해파를 중화시키면 숙면을 취하게 하고, 병을 낫게 하는 등 많은 효과가 입증되었다. 병이 들어 꼼짝을 못하고 침대에만 누워 있던 사람이 일어나 공원에서 운동을 하고, 백혈병을 앓던 사람과 치매 환자가 치료되는 등 기적 같은 일이 일어났다. 이 때문에 한글은 하늘이 내려주신 글이라고 하는 것이다.

요즘은 병원이 질병의 전시장과 같아서 환자로 넘쳐난다. 이름난 병원뿐만 아니라 시골 병원에도 환자가 장사진을 이룬다. 그러나 병이 오면 몸의 치유력을 이용하여 약 없이 고칠 수 있다는 것을 모르는 것 같다. 때문에 자가 치유력을 활용할 생각은 않고, 아프면 병원을 찾아 의사에게 몸을 맡기고 구경만 하는 꼴이 된다.

병을 치유하기 위해서는 내 몸의 의사인 면역력을 적극 활용해야 한다. 그러기 위해서는 먼저 한글 문자파장의 활용법과 유해파가 무엇인지를 아는 것이 중요하다. 우주에는 이로운 것과 해로운 것이 공존하기 마련이다. 이로운 것이란 자연이 주는 치유에너지인데, 공기와 물과 비바람, 햇빛, 몸에 활기를 주는 식물 등이다. 이것들은 우리가 이미 알고 있는 것이 대부분이지만, 이것이 많지도 모자라지도 않게 균형을 맞출 때 건강한 것이다.

이것 외에도 우리가 무관심하게 여기고 있는 땅의 모성애, 그리고 우주자연의 힘인 치유에너지 등이 있다. 햇볕을 과하게 쬐면 해로울 수도 있지만 빛 에너지는 인간을 활기차게 하고, 성장에너지로 각종 동식물을 키워낸다. 햇빛이 없으면 동물과 식물은 물론 사람도 살 수가 없다. 마치 동굴에 갇혀 햇빛을 못 본 채 어둠 속에서 자란 물고기처럼 눈이 퇴화되어 감각으로 살아야 할 것이다.

땅이 인간과 동식물에게 주는 혜택은 이루 말할 수 없다. 모든 생명체는 땅을 발판으로 삼아 살아가기 때문에 인간이 존재하는 것이다. 그리고 땅은 물을 흡수하여 식물이 뿌리를 내려 자라게 하고, 나무의 흔들림에서 바람이 부는 것을 알게 된다. 땅은 모성애가 있어서 씨앗이 떨어지면 움을 트게 하고, 몇 곱의 수확을 얻는다.

그 외에도 우리가 살고 있는 땅에는 상생의 기운을 주는 명당과 해로운 기운을 발산하는 흉한 자리가 있어서 인간을 건강하게도 하고 병들게 한다. 이것이 바로 유해파가 생성되는 땅인데, 인간의 삶을 좌지우지하는 것이다. 몸의 혈자리처럼 땅에도 명당이 형성되어 좋은 기(氣)를 발산하고, 유해파가 형성되어 사람을 병들게 하는 등

하는 일을 방해하여 고통과 해를 주는 흉한 자리가 있다. 이것이 인간의 삶에 깊숙이 관여하고 있는데도 우리는 의식을 못 하고 살아간다.

다시 설명한다면 명당자리에 집이 있으면 몸이 건강하고 뇌가 활성화되어 하는 일이 잘되지만, 유해파가 많은 곳에 살면 병이 올 가능성이 많을 뿐 아니라 하는 사업에 애로가 많다. 사람이 병을 앓는 것은 대부분 유해파의 영향을 받기 때문인데, 우리는 이 원리를 알고 대처해야 건강하게 살 수 있다.

현대의학에서는 질병의 원인을 대부분 추측으로 말한다. 그럴 경우 병의 증세는 호전시킬 수 있지만, 뿌리는 뽑지 못하는 것이다. 그래서 병을 완전히 고치지 못하여 평생 약을 먹으라고 하고, 먹어도 재발이 된다. 병을 고치기 위해서는 수술 없이 부모가 물려준 원형 그대로 보존하면서 자연치유로 고치는 것이 가장 좋은 방법이다.

사람에게 병이 생기는 이유를 살펴보자. 원인은 유해파를 받거나 외부의 충격 때문이다. 우리 몸에 병원균이 침입하면 면역력이 병원균과 싸워서 퇴치를 한다. 그러나 유해파의 영향을 받으면 면역력이 약해져서 이길 수 없게 되어 병으로 발전하여 치료를 해도 잘 낫지를 않는다. 이유는 유해파가 만병의 근원이기 때문이다. 예를 들자면 수도관이 막혀서 뚫었지만, 정수장의 물이 오염되어 흙탕물이 나오면 다시 막히는 것과 같다.

이때는 원인이 되는 잠자리의 유해파를 중화시키면 건강하게 될 수 있다. 암이라도 말기가 아닌 이상 수술을 하지 않아도 치유될 수 있지만, 의사의 치료를 겸하면 더 빨리 낫는다. 이유는 병을 일으킨 원인이 제거되었기 때문이다. 인간도 자연의 일부이기 때문에 스스로 몸을 치유하는 능력을 가지고 있다. 이것이 면역력인데 이것을 높일 생각은 하지 않고, 아프면 병원을 찾아 약으로 다스리므로 완전한 치유가 어려운 것이다.

동식물의 삶을 유심히 관찰해보자. 동식물은 의사 없이도 스스로 치유하여 살아간다. 이유는 그것들이 자연에 순응하여 살기 때문이다. 짐승은 몸이 아프면 굶거나 진흙에 뒹굴어 땅의 기운을 받고, 명당자리에 머물면서 치유를 한다. 또 식물은 농약을 사용하지 않으면 스스로 삶의 에너지를 만들어 잘 자란다. 사람만이 조금만 아파도 병원을 찾고, 약의 힘을 빌리려 하기 때문에 면역력이 할 일을 약에게 빼앗겨 힘을 잃게 된다.

현대의학의 발전으로 사람의 수명을 연장시킨 것은 감사하지만, 약에 의지해서 수명을 연장시키는 것은 바람직한 일이 아니다. 사람은 약을 먹지 않아도 제힘으로 건강을 유지할 수 있어야 하며, 하늘이 준 수명을 다하면 자연스럽게 떠나는 것이 행복이다. 이것이 바로 부모가 물려준 몸을 원형대로 유지하면서 천수를 누리는 방법이다.

그러기 위해서는 병을 만드는 유해파가 무엇인지 알아야 한다. 유해파는 땅에서 발산하는 자연적인 파장인데, 수맥 외에도 우주의 공간 안에는 스멀맥, 운해맥, 커리맥, 미스터리맥 등이 있다. 대부분 수맥만 알고 다른 맥이 있는 것을 모르고 있다.

우리가 사는 지구에는 좋은 땅과 해를 주는 땅이 있다고 했다. 좋은 땅에서는 에너지가 형성되어 상생의 기운이 발산되어 성공으로 이끌지만, 유해파가 형성된 곳에서는 상극의 에너지가 발산되어 인간과 동식물에게 피해를 주게 된다.

유해파가 많은 곳에 사는 사람은 몸이 아프고, 하는 일이 잘 풀리지 않을 가능성이 있다. 유해파에는 여러 가지의 종류가 있다고 했는데, 이것 모두를 중화했을 때 병이 치유되어 건강하게 살 수 있고, 하는 일에도 피해가 없는 것이다. 이 원리를 무시하면 병이 오고, 수명이 단축되는 것은 명확한 사실이다.

현대사회에서는 전기를 사용하지 않고 살 수 없으므로 전자파 속에 묻혀 살아간다. 그래서 많은 사람들이 전자파를 두려워하고 있지만, 유해파의 영향을 받는다는 것은 의식하지 못하고 살아간다. 인간이 발을 딛고 사는 땅속의 마그마에서 지상으로 올라오는 에너지를 지진파라고 한다. 이 에너지가 지상으로 올라오는 과정에서는 땅속에 흐르고 있는 수맥을 통과해야 된다. 이때 수맥이 볼록렌즈 역할을 하여 유해한 파장으로 변조시키는 것이다.

이 에너지는 무한한 힘을 가졌으므로 지상의 온갖 물체를 통과하여 비행기에서도 감지되는 종파이다. 그러므로 아무리 높은 건물이라도 1층에서 감지되면, 꼭대기 층까지 같은 범위 내에서는 영향을 받는다. 그래서 병명은 달라도 질환이 오게 되는데, 체질에 따라서 병이 오는 부위는 다르다. 이유는 그 사람의 가장 취약한 부위가 먼저 탈이 나기 때문이다.

평소에 건강하던 사람이 유해파로 인하여 급성으로 병이 오면 손쓸 사이도 없이 사망할 위험이 있다. 그것은 심정지 등 돌발 상황인 경우이므로 미리 중화를 시켜서 만약의 경우를 대비해야 한다. 병이 들면 약의 힘으로 수명을 어느 정도 지탱할 수는 있겠지만, 그렇게 되면 사는 의미가 없다. 인간은 약 없이도 건강을 유지할 수가 있어야 한다. 유해파만 중화시키면 약 없이 병이 낫고, 수명도 연장되어 장수할 수 있다.

나 자신이 이러한 원리를 부정한 사람이었는데 아내가 병이 들어 병원에서 치료를 해도 못 고치는 것을 보고, 수맥을 공부한 것이 계기가 되어 지금의 전문가가 되었다. 서울의 큰 병원에서도 포기한 질병을 유해파 중화로 낫게 한 내용이 이 책에 실려 있다.

그때가 20년 전의 일인데 아내는 70이 넘었는데도 아직 건강하고, 나이에 비해서 젊게 살고 있다. 나도 특별히 아픈 데는 없었지만 중화를 시킨 후 살이 빠지고 얼굴이 고와졌고 몸에 균형이 잡혔다. 이를 보고 주위에서 중화를 부탁하여 시작한 것이 전국으로 확대되었다. 유해파 연구에 몰두한 지가 벌써 20여 년이 넘었고, '유해파제로징'이라는 제품까지 개발한 것이다.

그로 인하여 여러 방송에 출연하게 되었으며, P방송에서는 2회에 걸쳐 2시간 동안 특강을 하여 전국에 방송되기도 했다. 또 K신문과 3군데의 잡지에 기사화되었고, 수맥 부문에서 한국을 빛낸 인물에 선정되어 다수의 상을 타기도 했다. 보람이 있다면 현대한국 인물사에 기록되어 영원히 자료로 남게 된 것이다.

유해파를 중화시키면 사람의 병이 낫는 것은 확실하다. 불면증은 물론이고 재생불량성빈혈, 파킨슨질환, 갑상선질환, 암, 모야모야병 등 희귀병을 앓던 환자도 치유되었다. 또 너무 무리하여 뇌경색이 세 번이나 왔지만, 기적적으로 회복되어 약 없이 회복된 사연도 실려 있다. 이 책을 쓰는 이유는 나만의 노하우를 사회에 알려 더 나은 연구를 할 수 있도록 하기 위함이다. 끝까지 읽어서 삶에 도움이 되기 바란다.

2023년 1월

운해(雲海) 양종수

제3장

신비한 인체의 구조

제4장

질병 치유 명상법

제5장

체험사례

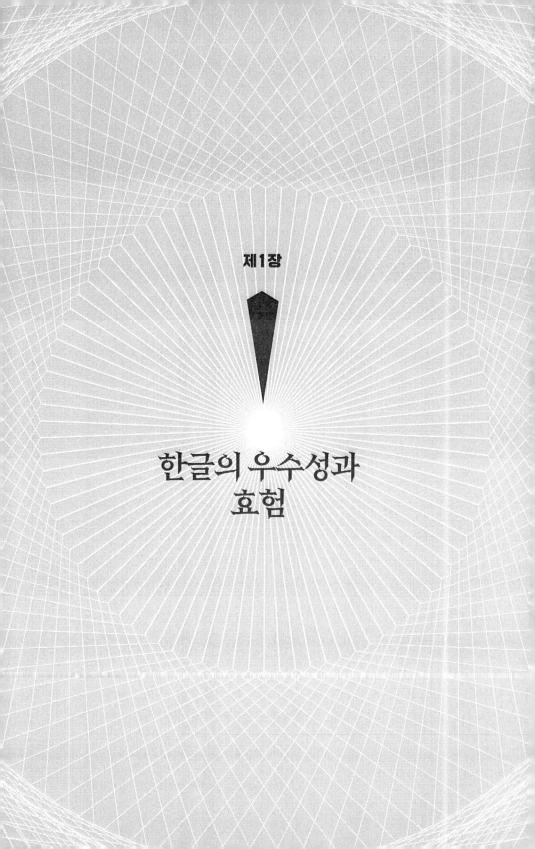

제1장

한글의 우수성과
효험

한글의 창제 과정과 우수성

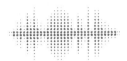

　　　　　　문자는 자기의 생각과 뜻을 전달하는 소통의 수
단이다. 말로 전하는 정보는 오랫동안 기억되지 못하고, 보존하기
도 어렵기 때문에 멀리 떨어져 있는 사람에게는 전하지를 못한다.
그래서 누구나 쉽게 뜻을 글로 기록하여 전할 수 있는 문자가 필요
했던 것이다. 당시 우리나라는 한문의 문화권에 있었지만, 그것은
중국의 뜻글이라서 일반 백성들은 사용하기가 어려웠다.

　당시 글을 모르는 백성들의 삶은 어두운 밤과 같았을 것이라고
생각된다. 밤에는 모든 것이 암흑으로 변하여 캄캄하다. 빛이 있어
야 어둠을 몰아내고 사물을 정확하게 볼 수 있듯, 글을 알아야 뜻이
전달되어 서로 소통을 할 수 있다. 백성들이 관청과 조정에 하소연
을 하고 싶어도 글을 몰라서 가슴만 태울 뿐 상소할 방법이 없었을
것이다. 글을 모른다는 것은 마치 어두운 밤길에서 방향을 읽고 헤
매는 것과 같다.

　이러한 애로를 알게 된 세종대왕은 일부 양반 계층의 반대에도
불구하고 백성들의 생각을 우리글로 옮길 수 있도록 한글을 만든
것이다. 세종대왕은 정인지, 성삼문, 신숙주와 집현전 학자들에게
이 뜻을 전하고 훈민정음을 만들었다고 한다. 그리고 3년 동안 시

험을 거친 후 선포하게 된 것이다.

훈민정음은 '백성을 가르치는 바른 소리'란 뜻이라고 한다. 그래서 인체의 가장 가까운 혀와 목구멍, 입술과 이가 움직일 때의 변화하는 모습을 보고 만든 것이다. 그 때문인지 한글에서는 좋은 파장이 생성된다. 이것은 분명히 하늘이 내려주신 글이라고 생각되므로, 널리 알려서 소중하게 가꾸어야 한다.

훈민정음 해례본에 한글의 자음은 혀나 입술 등 발성기관의 변화를 본떠 만들었다고 기록되어 있다. 그러나 모음은 성리학의 이론을 근거로 한 하늘과 땅과 사람(천지인)을 연상하여 조합해서 만들었다고 서술되어 있다. 일부 학자들은 다르게 해석하기도 하지만, 훈민정음 해례본에 한글의 창제 목적과 창제 방법이 기록되어 있다. 그래서 세계적으로 유일하게, 만들게 된 과정을 알 수 있는 문자로 국보 제70호로 지정되어 있다.

다른 나라 글은 오랜 세월이 흐르면서 누가 어떤 과정을 거쳐 만들었는지 분명치 않게 되며, 또한 조금씩 변화되어 오늘의 문자가 되었다. 그러나 한글은 세종대왕이 백성들을 위하여 손수 28자를 만들어 훈민정음이라는 이름으로 탄생시켰다. 그러나 해례본이 발견되기 전에는 별스런 억척이 난무했다고 한다.

한글은 만든 원리가 과학적이며, 체계적으로 창제된 우수한 문자라는 것만은 확실하다. 자음과 모음 28자는 독립적으로 만들어진 것이 아니라 몇 개의 기본자를 먼저 만든 다음 다른 글자가 파생되도록 이원론적 방법을 쓰고 있다. 기본 글자로 'ㄱ, ㄴ, ㅁ, ㅅ, ㅇ' 다섯 자를 만들어 여기에 획을 더하여 다른 자음을 만들었다. 즉 ㅋ, ㅌ, ㅍ, ㅊ, ㅎ이라는 글자는 기본 글자에 ―의 획을 하나나 둘을 더하여 거센소리로 만들었다. 이것은 치밀한 분석과 관찰력으로 이뤄진 것이다.

모음도 기본적으로 'ㅡ, ㅣ, ㅗ, ㅜ, ㅓ'를 기본 글자로 한다. '·, ㅡ, ㅣ'는 둥근 하늘(天)과 평평한 땅(地), 그리고 서 있는 사람(人)을 본뜬 것이라고 한다. 이것을 조합하면 다른 뜻의 글자가 만들어진 다. 오로지 자연의 일부인 사람의 입과 입안의 움직임, 하늘과 땅, 서 있는 사람을 기본으로 하여 만들었기 때문인지 강한 파장이 나오는 것이다.

한글은 독창적인 문자로 그 활용성을 자유자재로 할 수 있는 음소문자이다. 당시 한문을 사용하고 있었음에도 불구하고, 중국어와 같은 음절의 문자에서 벗어나 음소의 문자를 만든 것은 세종대왕의 결단으로 이뤄진 것이며, 한글만이 가지고 있는 독창적인 방식이 다. 한글은 다른 나라 글과 달리 초성과 중성, 종성을 모아쓰는 음절의 방식을 택하고 있다. 예를 들어서 'ㅅㅜㅁ'이라고 표기하지 않고, 이것을 조합하여 '숨'이라는 글자로 표현한다.

한글은 자음과 모음으로 분리해서 써도 뜻이 통하지만, 영어의 필기체나 다른 나라 글처럼 형태를 바꾸어 연속으로 쓸 수도 있다. 그뿐만 아니라 상형문자나 의상의 무늬 등 다양한 디자인에도 활용 된다. 이처럼 변형이 가능한 문자를 가진 우리는 자부심과 긍지를 가지고, 한글을 자랑스럽게 여겨야 한다.

이렇게 반포된 훈민정음은 정음, 언문, 언서, 반절, 암클, 국문 등으로 불렸으나 1907년에 주시경 선생이 한글이라는 이름으로 바꾸어 현재에 이르고 있다고 한다. 한글의 뜻은 '우리나라의 글, 가장 큰 글, 오직 하나인 세계적인 글' 등의 내용이 포함되어 있다. 그래서인지 한글에는 외래어가 갖지 못하는 무한한 에너지가 생성되어 힘이 있는 것이다.

처음 선포할 당시는 관료들의 반대가 심했었고, 폐지할 것을 고하는 상소까지 올라올 정도였다고 한다. 세종대왕은 이들을 설득했지만, 끝내 반대하는 사람은 파직할 정도로 우여곡절이 많았다는 것이다. 우리가 자유롭게 의사를 전달하고, 서로 소통할 수 있게 된 것은 많은 시련을 겪은 후에 이뤄진 성과이다.

세종대왕은 1443년 의사표현을 못하는 백성들을 불쌍히 여겨 자주, 애민, 실용을 바탕으로 하여 훈민정음을 만들어 선포했다고 한다. 그래서 한글에는 아래의 정신이 담겨 있다.

자주	자주정신이란 중국 글인 한자를 사용하지 않고, 독창적인 우리글로 서로 소통케 하여 국위를 높일 수 있다는 것을 말한다.
애민	애민정신이란 백성들이 문맹인 것을 불쌍히 여겨 상소하고 싶은 말을 글로 표현할 수 있도록 우리글을 만들어 눈을 뜨게 했다는 뜻이다.
실용	실용성이란 모든 사람이 누구나 쉽게 익혀서 의사표현을 편하게 할 수 있도록 한다는 뜻이 담겨 있다.

그 당시 이미 한글과 비슷한 글이 있었는데, 그것을 본떠서 만들었다는 주장도 있다. 그러나 그것은 한글을 폄하하기 위한 말이며, 설령 그것이 사실일지라도 우리글을 만들어준 데 대해서는 감사를 해야 한다. 그렇지 않았으면 아직도 까막눈이 많았을 것이고, 나 자신부터 그 수혜자일 수 있다는 것을 자인해야 한다.

지금은 자음 14자, 모음 10자로 구성되어 24자가 사용되고 있지만 창제 당시는 자음 17자, 모음 11자로 구성되어 총 28자였다고 한다. 소리글인 한글은 어금닛소리, 혓소리, 입술소리, 잇소리, 목소리의 움직임을 보고 만들었다고 기록되어 있다. 자음도 이 다섯 글자에서 나오는 소리의 힘과 변화를 보고, 획을 더하여 '천지인'을 본떠서 만든 것이다.

입술과 입, 목의 변화를 보고 만들었다는 것은 자연의 원리를 응용한 자연과학이다. 사람도 자연의 일부라는 것은 부인할 수 없다. 그 자연의 움직임에서 글자의 모양을 생각하고, 성리학을 근거로 모음을 만든 것은 우주의 힘이 작용했기 때문이다. 그래서인지 한글의 각 문자, 즉 자음과 모음 및 글자와 숫자를 병합하면 상상도 못 할 에너지가 나온다.

한글에서 나오는 에너지에는 긍정의 힘이 있어서 유해파를 중화시키고, 병의 원인을 제거하여 건강을 회복시키는 능력이 있다. 그러므로 한글에서 나오는 힘을 믿고 바르게 사용할 때 나와 가정과 사회에 평화가 오는 것이다. 그러나 우리는 이렇게 좋은 문자를 가지고 있으면서 그 우수성을 제대로 활용하지 못하고 있다는 것이 안타깝다.

일부이긴 하지만 우리글도 정확하게 모르면서 외국어를 배우려고 안달을 하고 있으니 가슴이 아프다. 아파트 이름과 상호도 발음이 어려운 외국어로 지어야 인정을 받는 세상이 되었다. 심지어는 한글의 우수성을 알려야 할 정부기관도 아름다운 우리말을 버리고 알파벳으로 된 약자를 앞에 붙여 사용한다.

회사의 명칭도 외국어를 혼합하지 않으면 인정을 받을 수 없는지 경쟁이라도 하듯 바꾸는 사회가 되었다. 어느 회사는 수십 년을 사용하던 회사의 이름을 버리고 알파벳 약자로 바꿨다는 뉴스를 보고 분노가 느껴진다. 솔선하여 우리글을 보호해야 할 관공서와 기업이 이 모양이니 나라가 바로 설 리가 없다. 이런 행위는 다른 집 조상이 더 존경을 받는다고 내 조상을 무시하여 본받으려는 것과 같다.

회사와 단체나 사람 등에는 각자에게 주어진 고유의 이름이 있

병을 고치는 한글파장 그리고 인체의 구조

다. 이름은 자신을 상징하는 것으로 뜻이 좋아야 하지만, 부르기 좋고 막힘이 없는 상생의 힘이 있어야 한다. 그래서 작명소나 철학관을 찾아서 이름과 회사명, 단체의 명칭을 짓는다. 그러나 그곳에서는 에너지가 어떻게 작용하고 있는지 잘 모르는 곳이 많다. 중요한 것은 이름에 상생의 에너지가 형성되어 있어야 성공이 빠르다는 것이다.

상생의 에너지가 형성되어 있는 이름은 많이 부를수록 서로에게 도움이 된다. 이름이 없으면 나를 나타내기가 어렵지만, 이름을 대면 금방 나를 연상하게 된다. 그렇게 귀중한 이름을 함부로 짓거나 상극의 에너지가 나오는 이름으로 지어서는 안 된다. 그것은 나의 운명과 이미지를 바꾸는 것과 같다.

우리는 한글을 만들어준 세종대왕과 창제 과정에 힘을 합친 관계자들에게 감사해야 한다. 그분들 덕분에 문맹자가 줄어들어 우리가 지식인이라는 이름으로 혜택을 받게 된 것이다. 세종대왕과 관계자들의 노고는 말할 수 없이 많았을 것으로 짐작된다. 그토록 많은 비난을 받으면서도 굴하지 않고 바른 길을 택했기 때문에 지금과 같이 우수한 글이 되어 유네스코 기록문화유산으로 등록된 것이다.

이 세상에 우연이라는 것은 없다. 우리가 무관심하게 여기고 있는 것들도 처음 시도할 때는 많은 시련과 반대가 있었을 것이다. 그러나 그것을 극복하고 인내했기 때문에 우리가 편리함을 느끼고 있다. 고로 개발자들의 고통과 인내에 진심으로 감사해야 한다.

인간은 천(天), 지(地), 인(人), 하늘의 태양이 주는 따뜻함과 흙이 주는 어머니 같은 생명력을 받으며, 땅을 바탕으로 하여 그 가운데에서 살고 있다. 그러므로 우리는 서로 협력하여 도울 때 무한한 힘을 갖게 된다. 인간은 하느님의 모상대로 창조되었기 때문에 인공위성을 띄워 우주를 비행할 수 있는 능력이 있다. 한글도 그러한 자연의 원리대로 창제되었기에 힘이 있는 것이다.

각 나라마다 사용하는 글과 말이 달라 인류가 소통하는 데 불편을 느끼는 것은 사실이다. 그래서 외국인을 만나면 말을 걸어올까봐 두려워진다. 그러나 우리가 주인의식을 갖는다면 외국어를 못하는 것을 두려워할 필요가 없다. 오히려 외국인이 한글을 모르는 것을 부끄러워할 일이며, 우리는 그들이 한글을 배울 수 있도록 유도해야 한다. 한국에 왔으면 우리말을 배우는 것은 당연한 것으로 우리가 주인의식을 가질 때 세종대왕도 기뻐할 것이다.

우리도 외국을 방문하게 되면 기본적인 그 나라 말은 익혀야 한다. 미처 말을 배우지 못했으면 통역할 사람과 같이 동행하는 것이 예의다. 우리는 상대를 존중할 때 내가 돋보이게 된다. 그러므로 한글이 세계적인 문자가 되도록 각자가 노력할 때 우리글이 더 돋보이는 것이다.

이제부터라도 우리 한글의 우수성을 인정하고 바르게 사용하여 세계적인 글이 되도록 해야 한다. 그러므로 함부로 말을 하지 말고, 좋은 말과 아름다운 말을 골라서 해야 하며, 신조어 같이 국적도 없는 말을 해서는 안 된다. 그럴 경우 세종대왕의 뜻에 역행하는 행위가 되는 것이다. 이제부터라도 아름다운 우리 한글, 파장이 나오는 글로 이름을 지어 부르면 서로에게 도움이 된다는 것을 기억하여 행동에 옮기기 바란다.

병을 고치는 한글파장

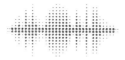

      한글에서 파장이 나온다는 것을 대부분이 모르고 있고, 또 믿으려 하지 않을 것이다. 그러나 한글 자체가 가지고 있는 독특한 힘이 있는 것은 사실이다. 다른 나라 글에 없는 강력한 파장이 나온다는 것이 확인되었다. 이것을 잘 활용하면 전자파는 물론 수맥과 스멀맥, 운해맥, 커리맥, 미스터리맥 등 유해한 에너지를 중화시킬 수 있고, 병이 치유되는 등 여러 가지 기능을 할 수 있다. 이와 같은 사실을 모르기 때문에 아름다운 우리글을 무시하고 외국어에 매달려 배우려 한다. 참으로 안타까운 현실이다.

  한글은 자연의 움직임에 따라 창제된 우수한 문자로, 거기에는 우주의 무한한 에너지가 봉입되어 있다. 자음과 모음이 합쳐져야 하고, 때로는 받침이 있어야 뜻이 전달되는 문자이다. 그래서 자음과 모음이 결합된 글자 밑에 받침이 하나나 둘 있어야 뜻이 통한다. 이것을 홑받침 또는 쌍받침이라고 하는데, 혼자의 힘보다 서로 힘을 합쳤을 때 강한 기운이 나온다.

  원래 독불장군은 고집이 강해 사람대접을 받지 못한다. 그러나 서로 힘을 합하면 에너지가 증폭되고, 사람이 돋보이게 된다는 교훈인 것 같다. 예부터 우리 백의민족은 '뭉치면 살고, 흩어지면 죽는다'라고 했다. 작은 힘이라도 서로 합쳐지면 큰 힘이 되어 적을 물리칠 수 있는 것이다. 이것이 우리 민족의 특수성이다.

아무리 지식이 있어도 혼자의 힘으로는 한계가 있기 마련이다. 하지만 짧은 지식이라도 서로 힘을 합했을 때 좋은 아이디어가 나와 우수한 실력을 발휘할 수 있다. 우주를 나는 비행선도 많은 사람이 머리를 맞대고 이뤄낸 성과이다. 우리는 나 혼자만의 의견을 주장하지 말고, 남의 의견도 귀담아 듣고 올바른 판단을 하는 습관을 길러야 한다.

한글은 세계가 인정하는 우수한 문자인 것만은 사실이다. 굳이 해석할 필요가 없으므로 소리 나는 대로 읽고 적으면 된다. 읽기 쉽고 말하는 대로 기록하면 뜻이 통하는 한글을 소중하게 여겨 올바로 사용해야만 더 아름다운 글이 된다. 그런데도 우리글을 무시하고 신조어를 만들어내는 것은 세종대왕을 모독하는 행위이다.

세계 어디에도 이와 같은 파장이 나오는 글은 없다. 한글만이 자음과 모음, 숫자를 병합하면 힘이 생기는 것이다. 이것을 사용하여 유해파를 중화시켜 병을 낫게 하고, 각종 동식물의 성장을 돕고 나쁜 기운을 퇴치할 수 있는 것이 확인됐다. 이것은 신비로운 것으로 우주의 기운이 담겨 있기 때문에 한글을 하늘이 내려준 글이라고 하는 것이다.

우리는 한글을 옳게 표현하면서 외국어를 사용해야 한다. 우리글도 모르면서 외국어부터 배운다는 것은 누워서 얼굴에 침을 뱉는 행위이다. 누운 채로 침을 뱉으면 자기만 더러워진다. 우리글을 올바르게 사용할 때 내가 돋보이고 자부심이 생기는 것이다. 그러나 요즘은 방송이나 신문에서도 지나칠 정도로 외래어를 많이 사용하여 우리글을 폄하하는 것 같다. 한글을 널리 알려야 할 언론에서 외래어 사용에 앞장서는 것 같은 느낌을 받는 것은 나만의 생각이 아닐 것이다.

아름다운 우리말과 글을 사용해야 국가가 바로 설 수 있고, 발전할 수 있다. 일부겠지만 뉴스를 보면 정부의 관료나 국회의원들도 서슴없이 외래어를 사용하는데, 그래야 지식인으로 대접받는다고 생각하는 것 같다. 그리고 금방 탄로날 거짓말도 예사로 해서 불신을 받는다. 평생을 옳은 말만 하고 살아도 다 못 하고 죽는 것이 인생이다. 거짓말을 하면 또 다른 거짓말로 변명하여 위기를 모면하려 한다. 그렇게 거짓말을 하면 역사가 왜곡되는 것이다.

나는 한글의 문자와 숫자를 합하여 파장을 만들어 사용한 지 오래되었다. 완성된 글자와 자음과 모음, 그리고 숫자를 병합했을 때 강한 에너지가 나온다는 것을 발견했다. 이것을 응용하여 유해파를 중화시키고, 아픈 사람의 병을 치유시켜 혜택을 보게 했다. 이러한 방법을 사용하면 약으로도 치유시킬 수 없는 병이 치유된다. 그러나 일반인들은 찾는 방법을 모르기 때문에 이 책에 일부를 공개한다.

우리는 아프면 병원부터 찾는 습관이 있다. 그러나 약으로 병을 고칠 수 없다는 것은 양심적인 의사들은 잘 알고 있지만, 생계가 달려 있어서 모른 척한다고 한다. 나부터 약을 먹으면 독이 쌓인다고 해서 끊은 지 오래되었다. 약을 먹지 않은 지가 3년이 되었는데, 오히려 몸이 좋아지고 있다. 이것은 유해파를 완벽하게 중화시켜 파장을 받지 않는 덕분이다.

내가 쓴 『만병의 근원 유해파, 어떻게 없애나』라는 책에서 밝혔듯이 나는 질병뿐만 아니라 벌레와 뱀 등을 퇴치하는 파장을 만들어 사용하여 효과를 보고 있다. 이것은 약물 없이 한글 문자파장만으로도 충분히 효과를 볼 수 있다는 것을 증명한 것이다. 앞으로도 연구와 실험을 계속할 예정이며, 이와 같은 방법을 사용하여 많은 사람이 혜택을 볼 수 있기 바란다.

이미 밝힌 바 있지만 모기를 퇴치하기 위하여 파장을 설치한 후 두 해의 여름을 모기약 없이 지냈다. 이 책에 한글 문자와 숫자를 이용하여 병을 치유시키고, 식물의 생성, 자동차 급발진예방 등 여러 가지 방법이 설명되어 있다. 이와 같은 내용이 수록된 책은 아마도 처음일 것이다. 독자들도 같은 효과를 볼 수 있으므로 널리 활용하기를 바란다.

이와 같이 효과가 있는 한글을 연구한다면, 다른 여러 곳에서도 다양한 효과를 볼 수 있을 것이라고 생각된다. '코로나19'도 한글 문자파장을 이용하면 효험을 볼 수 있다고 확신한다. 이미 앞에서 말했지만 각종 질병은 물론 회사의 명칭, 상호, 이름 등 활용할 가치는 무수히 많다.

이름이나 명칭을 부를 때 발음이 막히거나 상극의 에너지가 나온다면, 회사의 발전과 그 사람이 하는 일에 해가 될 수 있다고 밝혔다. 반대로 상생의 에너지가 형성된 이름은 부를수록 기가 증강되어 사업이 번창할 가능성이 높다. 이것은 미신행위나 부적의 힘이 아니고, 한글의 문자와 숫자에서 나오는 순수한 자연의 힘이다.

『물은 답을 알고 있다』의 저자 에모토 마사루도 좋은 글을 보여준 물은 아름다운 육각으로 형성된다는 것을 실험을 통하여 알았다고 한다. 인간은 60조 개의 세포로 이루어져 있으며, 세포의 70%가 물이다. 그래서 좋은 말을 할 때는 세포에 있는 수분이 반응하여 면역력이 상승되고, 나쁜 말을 할 때는 면역력이 떨어지게 된다.

흔히 우리는 자녀나 형제, 또는 배우자의 행동에 화가 난다고 함부로 말을 할 때가 있다. 이와 같은 말을 하면 세포에 있는 수분의 육각수가 깨지기 때문에 상대와 나에게 해가 된다는 것을 알아야 한다. 또 말에는 씨가 있어서 내가 뱉은 말은 언젠가는 열매가 되어 내게로 돌아오게 된다. 그러므로 항상 아름답고 긍정적인 말을 골라서 하는 습관을 길러야 한다.

사람은 칭찬을 받고 살아야 생기가 돈다. '칭찬은 고래도 춤추게 한다'라는 말이 있듯이 칭찬하는 말을 하면 없던 힘이 생긴다. 그러므로 자녀들을 나무라기보다 좋은 점을 찾아 칭찬을 하면 그릇된 버릇도 고칠 수 있고, 성격도 변화시킬 수 있다. 또한 환자에게는 힘이 되는 긍정적인 말을 해서 용기를 가지게 해야 병을 이길 수 있다.

나는 『만병의 근원 유해파, 어떻게 없애나』란 책에 병에 따라 효과가 있는 파장을 제시해놓았다. 이것은 한글의 완성된 글자와 자음과 모음, 그리고 숫자의 배합으로 이뤄졌다고 했다. 소개한 방법대로 명상을 하면 약을 먹지 않아도 효과를 볼 수 있는데, 이것은 돈이 들지 않고 노력만 하면 되는, 완전한 자연치유법이다.

또 이 책에는 유해파 중화로 면역력을 증강시켜 '코로나19'와 각종 병을 이길 수 있는 파장을 설명해놓았다. 이것은 우주의 힘을 이용한 것으로, 사람의 능력으로는 할 수 없는 비법이다. 우주자연에는 상상을 초월한 에너지가 있어서 서로 주파수만 맞으면 도움을 받을 수 있다. 이 방법은 변함이 없는 자연의 원리인 것이다.

때로는 말과 글의 내용에 따라서 절망할 수가 있고, 용기를 얻을 수도 있다. 그만큼 글과 말은 사람의 행동에 큰 영향을 미친다. 만약 자녀나 남편이 학교나 직장에서 기분 나쁜 일이 있었다면 집에 와서도 시무룩하고 저기압일 것이다. 자신의 일로 다른 사람에게까지 나쁜 에너지를 전달할 수 있으므로 집에 오기 전에 밖에서 털어버리는 것이 좋다. 표정이나 말과 글은 연쇄반응을 일으킬 수 있어서 여러 사람에게 피해를 주는 것이다.

글은 잘못 쓰면 고칠 수 있지만, 말은 한 번 뱉으면 주워담을 수가 없다. 말은 내 입을 떠나면 상대의 뇌에 각인되어 그 내용에 따라 열매를 맺는다. 그러므로 말을 할 때나 글로 표현할 때는 결과가 어떻게 나올 것인지를 생각하여 잠깐 멈춰서 생각해보는 것이 좋다. 말과 글에는 뼈가 없는 것 같지만, 내용에 따라서 뼈가 생기는 것이다. 그래서 한 번 더 생각해보고, 좋은 말을 골라서 하는 습관을 길러야 한다.

같은 내용이라도 보고 듣기에 따라 각기 다르게 해석할 수 있다. 그러므로 여러 사람 앞에서 말을 했다면 다른 사람은 어떻게 들었는지 확인 후 오해가 있을 시 즉시 사과하는 것이 좋다. 섣불리 응대했다가 더 깊은 오해를 살 수 있기 때문이다. 항상 확인하는 습관을 가지면 오해를 줄일 수 있을 것이다.

긍정적인 마음을 가지면 말과 글에 힘이 생겨 실수를 줄일 수 있다. 언제나 남에게 도움이 되는 말을 하는 습관을 길러 당신에게 도움이 되기 바란다. 말과 글에는 생명의 씨가 있어 무심코 뱉은 말이 결실을 이루어 언젠가는 나에게 돌아온다. 그러므로 상대와 나에게 도움이 되는 말을 하려면 작은 일에도 칭찬할 줄 알고 인내하는 습관을 길러야 한다.

우리말에 '선한 끝은 있어도 악한 끝은 없다'라고 했다. 그 말은 남에게 이로운 행동을 하면 결국 내게 도움이 된다는 뜻일 것이다. 성경에 '이웃을 내 몸과 같이 사랑해야 한다'라는 말이 있다. 남을 나처럼 생각하여 행동할 때 내가 사랑을 받게 된다. 서로 사랑하는 말을 하면, 우리 모두가 사랑의 행동을 하게 되는 것이다.

몸이 아프더라도 용기를 잃어서는 안 되며, 자신을 사랑하여 치유된다는 희망을 가질 때 병을 이길 수 있다. 아래에 병을 만드는 원인과 치유 방법, 각종 퇴치 파장이 설명되어 있으므로 매일 이 방법대로 실행하여 명상을 하면 병을 이기고 건강하게 살 수 있다. 건강만이 행복의 비결임을 알고, 모두 이 방법대로 실천하여 천수를 누리고 행복하기를 빈다.

기(氣)가 형성되는 배합 문자

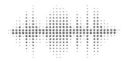

한글의 문자에서는 기(氣)가 나온다고 했다. 그래서 자음과 모음, 숫자를 병합하여 파장의 에너지를 찾아 설치하면 유해파 중화뿐만 아니라 여러 가지 도움을 받을 수 있다. 파장을 찾기 위해서는 파장문자표가 있어야 하기 때문에 그 표를 아래에 기록해놓았다. 그러나 문제는 아래의 표를 이용하여 파장이 나오는 문자를 찾는 것은 누구나 할 수 있는 것은 아니다. 이 표를 이용하여 연구와 수련을 꾸준히 하면 능력이 형성될 수 있다. 그러나 특수한 사람 일부만이 찾을 수 있을 것이다.

그러므로 아래에 기록되어 있는 '퇴치 파장문자'와 '명상하기'에 설명해놓은 문자를 이용하는 것이 더 나을 것이다. 이유는 이미 검증을 거쳐 효과가 있는 문자만 제시해놓았기 때문이다. 그렇다고 포기해서는 안 되며, 아래의 표를 보면서 계속 연구에 전념하면 파장을 찾을 수 있는 능력을 갖출 수는 있다. 거기에는 피나는 노력과 수련이 있어야 하므로 오랜 시간이 필요하다. 우리말에 '한 술에 배부를 수 없고, 천 리 길도 한 걸음부터 시작된다'라고 했다. 끈기를 가지고 노력하면 이뤄진다는 것을 잊지 말기 바란다.

이 표를 기록해놓은 목적은 관심 있는 분들에게 도움을 주기 위

병을 고치는 한글파장 그리고 인체의 구조

해서다. 이 표는 자음과 모음 글자와 숫자로 되어 있지만 현재 사용되지 않는 글자도 포함되어 있다. 그러나 사용하지 않는 문자에서도 파장이 나올 수 있으므로 포함시켜놓았다. 꾸준히 노력하여 좋은 결과를 얻기 바란다.

파장은 글자와 자음과 모음, 숫자를 병합할 때 나온다고 했는데 이 원리를 기억하기 바란다. 대부분이 7자로 형성되어 있지만 6자 또는 8자에서 파장이 나오기도 하고, 그 이상이나 이하일 때도 있다. 때에 따라서는 같은 글자가 중복돼야 파장이 나오는 경우도 있다. 이것은 문자가 갖는 특수한 비법이기 때문에 신비일 뿐이다. 그래서 어느 문자와 조합돼야 하는지 미리 알 수가 없다.

나는 특수한 물질에다가 문자파장을 봉입하여 '유해파제로정'을 만들었다. 이 제품은 기(氣)가 소멸되지 않는 반영구적인 제품이다. 아래의 표를 보고 꾸준히 연습하여 능력자가 되어 여러 곳에 도움을 주기 바란다.

기(氣) 배합 문자, 숫자 표										
가개	갸걔	거게	겨계	고과괘괴	교	구귀궤귀	규	그긔	기	
나내	냐냬	너네	녀녜	노놔놰뇌	뇨	누눠눼뉘	뉴	느늬	니	
다대	댜댸	더데	뎌뎨	도돠됏되	됴	두둬뒈뒤	듀	드듸	디	
라래	랴럐	러레	려례	로롸뢔뢰	료	루뤄뤠뤼	류	르릐	리	
마매	먀먜	머메	며몌	모뫄뫘뫼	묘	무뭐뭬뮈	뮤	므믜	미	
바배	뱌뱨	버베	벼볘	보봐봬뵈	뵤	부붜붸뷔	뷰	브븨	비	
사새	샤섀	서세	셔셰	소솨쇄쇠	쇼	수숴쉐쉬	슈	스싀	시	
아애	야얘	어에	여예	오와왜외	요	우워웨위	유	으의	이	

자재	쟈재	저제	져졔	조좌좨죄	죠	주줘줴쥐	쥬	즈즤	지
차채	챠챼	처체	쳐쳬	초촤쵀최	쵸	추춰췌취	츄	츠츼	치
카캐	캬컈	커케	켜켸	코콰쾌쾨	쿄	쿠쿼퀘퀴	큐	크킈	키
타태	탸턔	터테	텨톄	토톼퇘퇴	툐	투퉈퉤튀	튜	트틔	티
파패	퍄퍠	퍼페	펴폐	포퐈퐤푀	표	푸풔풰퓌	퓨	프픠	피
하해	햐햬	허헤	혀혜	호화홰회	효	후훠훼휘	휴	흐희	히
까깨	꺄꺠	꺼께	껴꼐	꼬꽈꽤꾀	꾜	꾸꿔꿰뀌	뀨	끄끠	끼
따때	땨땨	떠떼	뗘뗴	또똬뙈뙤	뚀	뚜뚸뛔뛰	뜌	뜨띄	띠
빠빼	뺘뺘	뻐뻬	뼈뼤	뽀뽜뾔뾔	뽀	뿌뿨쀄쀠	쀼	쁘쁴	삐
싸쌔	쌰쌔	써쎄	쎠쎼	쏘쏴쐐쇠	쑈	쑤쒀쒀쒸	쓔	쓰씌	씨
짜째	쨔쨰	쩌쩨	쪄쪠	쪼쫘쫴쬐	쬬	쭈쭤쮀쮜	쮸	쯔쯰	찌
ㄱ ㄲ	ㄴ	ㄷ ㄸ	ㄹ	ㅁ	ㅂ ㅃ	ㅅ ㅆ	ㅇ	ㅈ ㅉ	ㅊ ㅋ ㅌ ㅍ ㅎ
ㅏㅐ	ㅑㅒ	ㅓㅔ	ㅕㅖ	ㅗㅘㅙㅚ	ㅛ	ㅜㅝㅞㅟ	ㅠ	ㅡㅢ	ㅣ
1	2	3	4	5	6	7	8	9	0

병을 고치는 한글파장 그리고 인체의 구조

일상생활에서 파장을 이용하는 법

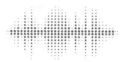

　　　　　　한글은 하늘이 내려준 글이기 때문에 일상생활
에 필요한 여러 파장을 내보낸다는 것은 이미 설명했다. 유해파를
중화시키고, 병을 낫게 하는 파장뿐만 아니라 우리의 일상생활에
이용할 수 있는 파장도 나온다. 그러나 어느 문자와 숫자를 조합해
야 파장이 나오는지는 앞의 표를 보면서 집중하여 연구를 하면 찾
을 수 있다.

　문자에서 상생의 파장이 발생하여 여러 곳에 도움을 준다고 하
면 아무도 믿으려 하지 않을 것이다. 여기에는 인간의 능력으로는
이룰 수 없는 우주의 신비가 담겨 있다. 그것은 사실이며 연구할 가
치가 충분히 있는 것이다. 열심히 노력만 하면 누구나 찾을 수 있으
리라고 본다. 또한 미처 내가 발견하지 못한 새로운 것이 나올 수도
있다.

　나는 이와 같은 원리를 이용하여 유해파를 중화하는 제품에 활용
한 결과 아픈 곳이 치유되는 경험을 수없이 했다. 그래서 병을 치유
시키는 파장을 찾아 사용한 지 오래되었으며, 이미 책으로 낸 바 있
다. 이번에는 한층 더 심화하여 유해파 중화뿐만 아니라 병을 고치
는 명상법과 일상생활에 필요한 각종 파장을 찾아 활용하는 방법을

책으로 엮기로 했다. 이 원리는 우리나라에만 해당되는 것이 아니라 세계의 모든 나라 사람들이 활용할 수 있는, 무한한 기법이다.

이 책에는 식물을 성장시키는 파장과, 뱀과 바퀴벌레, 두더지 퇴치 파장 등 여러 가지 파장을 찾아 체험한 사례를 수록했다. 아래에 제시한 문자를 써서 물에 잠기거나 비가 와도 젖지 않게 코팅을 하여 묻으면 많은 효과를 볼 수 있을 것이다. 이와 같은 상생의 파장은 한글에서만 나오는 특수한 에너지이지만 세계 어느 나라 국민이라도 같은 효과를 볼 수 있다. 나는 나이가 많아 연구하는 데 한계가 있지만, 젊은이들은 왕성한 혈기를 이용하여 더 깊은 연구로 새로운 파장을 찾아주기를 바란다.

(1) 식물의 성장을 돕는 파장

땅에 씨가 떨어져서 발아하여 성장하면 식물이나 나무가 되어 자란다. 씨앗이 흙의 에너지를 받아 움이 터서 식물로 성장하는 과정까지는 여러 가지 조건이 맞아야 한다. 먼저 촉촉한 땅의 습기와 영양분이 있어야 하고, 햇빛과 이슬과 바람을 맞아야 한다. 저절로 자라는 것 같지만 병충해를 견디는 등 농부의 노력과 땀이 있어야 한다.

사람도 햇빛을 적당히 받아야 비타민 D가 생성되어 행복 호르몬이 생성되고, 우울증 예방과 건강에 도움이 된다. 이와 같이 식물도 농부의 정성과 햇빛을 통하여 영양분을 얻어야 성장하는 데 힘이 되는 것이다. 물과 햇볕을 받아서 광합성 작용을 하고, 성장할 에너지가 생성되어 자라는 것이다. 이러한 어려운 과정을 거쳐 식물이

병을 고치는 한글파장 그리고 인체의 구조

성장하게 된다.

실제로 햇빛을 충분히 받으면서 자연에서 성장한 식물은 색이 진해지고 강해지는 데 비해 음지에서 자란 식물은 색이 연하고 연약하다. 비닐하우스에서 키운 식물 등이 여기에 해당한다. 이와 같이 식물을 건강하게 자라게 하려면 자연이 주는 빛과 에너지를 충분히 받도록 해야 한다. 우리 집 텃밭에 심은 고구마가 햇볕을 충분히 받은 쪽은 굵게 달려 한 개로 두 사람이 나눠 먹을 수 있었다. 그러나 햇볕을 적게 받은 쪽은 크기에서 많은 차이가 난다. 그만큼 햇볕이 중요하다는 것을 느끼게 된다.

요즘은 대부분의 농작물이 하우스에서 재배되기 때문에 연약하다. 햇빛 대신 밤에 전등불을 밝혀서 밤을 낮으로 인식하게 만들어 착각하게 한다. 그러한 착시현상 속에서 성장한 식재료로는 우리에게 필요한 영양분을 얻기에 부족한 부분이 있다. 이것이 원인이 되어 인간의 성격과 건강에도 악영향을 미칠 수 있는 것이다.

과학자들은 어떻게 하면 인공적으로 만든 빛이 햇빛을 대신할 수 있을까 하고 연구에 전념하지만, 자연이 주는 빛을 대신할 수는 없고 흉내만 낼 뿐이다. 식물이 비를 맞은 후에는 질소가 풍부하여 우물물을 줄 때보다 훨씬 잘 자라고 생기가 나는 것을 볼 수 있다. 그래서 자연적으로 자란 식물은 섬유질이 많아 질겨도 맛이 있다.

이와 같이 자연의 빛과 비와 이슬은 식물의 성장에 도움을 주는데도 유기농으로 키우면 상품가치가 없다고 기피한다. 그러나 노지에서 키운 식물은 상태가 좋지 않은 반면 몸에 좋기 때문에 인정하는 사람은 선호한다. 그러나 하우스에서 농약으로 키운 식물은 건강에 해가 되는데도 보기에 좋다고 찾는 사람이 많다. 하우스에서 재배를 하면 계절에 관계없이 먹을 수 있다는 것이 장점이다. 그 때문에 계절식품이 사라진 지 오래인 것이다.

요즘은 비닐하우스에서 재배한 식재료를 먹지 않을 수가 없다. 그렇기 때문에 식물이 좋은 에너지를 받고 자라도록 인공적으로라도 기를 증강시켜줘야 한다. 자연적으로 기(氣)가 형성된 땅에서는 자연이 주는 에너지를 받게 되지만, 그런 곳이 아니면 인위적으로라도 성장 에너지를 받게 하는 것이 농작물에 좋다.

방법은 한글 문자파장을 사용하면 된다. 식물의 성장에 좋은 에너지를 형성시키는 문자와 숫자는 '짜ㅎㅠ뾽ㅋㅏ9'이다. 이 문자를 써서 물이 들어가지 않게 코팅을 하여 식물을 심은 논이나 밭의 가장자리 쪽 군데군데 묻으면 기가 형성된다. 면적이 좁으면 네 모서리에 묻으면 되지만, 넓을 경우 중간에 더 묻어야 한다. 나는 이 문자를 설치하여 텃밭을 가꾸면서 많은 효과를 체험했다.

화분에 심은 꽃들이라면 양쪽 가장자리에 대각으로 붙이면 되고, 정원의 화단인 경우 양쪽에 묻으면 된다. 그러나 넓이에 따라서 중간에 더 묻어야 되는 경우가 있을 수 있다. 때로는 유해파 위에 심어져 죽는 경우도 발생하지만, 그때는 이 문자를 써서 양쪽에 묻으면 살아날 수 있다.

실제로 어느 수녀원 사제관에 심어놓은 연산홍이 꽃이 피다가 죽어가고 있었다. 그래서 서둘러 중화를 시켰더니 다시 살아나서 예쁜 꽃을 피우는 것이다. 이곳뿐만 아니라 여러 곳에서 이와 같은 사례를 경험했다. 이것은 실제로 경험을 통하여 증명된 일이니 의심할 필요가 없다.

점포에서 파는 과일과 야채만 봐도 어떤 곳에서 자란 것인지 알수가 있다. 기(氣)가 형성된 땅에서 자란 과일이나 야채는 좋은 에너지를 머금고 있고, 유해파가 있는 곳에서 자란 과일과 야채에는 나쁜 에너지가 느껴져 맛에 차이가 난다. 야채나 과일도 그러한데 하물며 사람의 잠자리에 유해파가 있으면 오죽하랴 싶다. 그것 때문에 질병이 오는 것이다.

사람은 오래 머무는 자리나 먹는 식재료에 따라서 건강하거나 아니면 병이 생기게 된다. 때문에 유해파를 중화시켜 건강을 유지하기 위해 파장문자를 묻으라고 하는 것이다. 그러면 병을 예방할 수 있고, 식물도 건강하게 자랄 수 있다. 명심하기 바란다.

(2) 병충해 퇴치 파장

사람이나 동식물도 병이 생기는 것은 마찬가지로 피할 수 없는 운명이다. 사람도 병이 들어 환자가 늘어나지만, 식물에도 새로운 병충해가 생겨 매년 그 숫자가 늘어나고 있다. 어느 곳엔가 필요하기 때문에 곤충과 해충이 늘어나겠지만, 인간에게는 골치 아픈 존재이기에 없어지기를 바란다. 하지만 벌레가 살지 못하는 환경이면 인간도 살 수 없다.

벌레가 전부 박멸된다면 편할 것 같아도 생태계에는 큰 혼란이 올 수가 있다. 곤충이나 병충해도 어딘가에 필요하기 때문에 있는 것인데도 우리는 자기의 편의를 위해 없어지기를 바라는 것이다. 우주에 있는 모든 것은 필요하기 때문에 창조되었다. 그런데도 인간은 나만을 생각하기 때문에 없어지기를 바라는 것이다.

사람의 피를 빨아먹고 병원균을 옮기는 모기는 누구나 싫어한다. 그러나 모기가 사라지면 더 강한 새로운 벌레가 발현되어 우리를 괴롭힐지 모른다. 해충인 모기가 사라진다는 것은 있을 수 없는 일이며, 생태계에도 바람직하지 못하다. 그러므로 인간은 생태계를 파괴하지 않고 자연을 살리는 방법을 사용하여 모기의 접근을 막아야 한다. 이것이 서로 공존하면서 살아가는 방법이다.

옛날부터 병충해가 있어도 지금처럼 심하지는 않았던 것 같다. 박멸할 수 있는 약이 없어서 모깃불을 피워 쫓았었다. 또 벼논에 멸구가 있으면 모래에 석유를 버무려 뿌리는 정도였다. 감나무를 비롯한 과일나무는 약을 치지 않아도 열매가 충실했는데, 언제부턴가 약을 치지 않으면 농사를 짓지 못하게 되었다.

사람의 지능이 발달하는 속도에 따라서 곤충도 지능이 진화하여 더 강하게 변하는 것 같다. 해충을 없애기 위하여 아무리 새로운 농약이 개발되어도 이름이 생소한 병충해가 계속 생긴다. 그 때문에 농사를 짓는 농부에게는 골칫거리가 되어 자칫 방심하다가는 소출이 감소하여 손해를 볼 수 있는 것이다.

과일나무의 종류에 따라서 사용하는 농약과 살포하는 시기가 다르다. 자두에 병이 들면 열매가 고추 모양이 되어 곪게 되고, 살구는 겉은 멀쩡한데 안쪽에 벌레가 생긴다. 감나무는 잎과 열매에 흰점 같은 것이 생기면서 영양분을 빨아먹어 곪게 되고, 상품가치를 떨어지게 한다. 그래서 약을 치지 않고는 상품성이 있는 열매를 거둘 수가 없다.

농민들은 소득을 병충해에 빼앗기지 않으려고 농약을 사용하지만, 벌레는 내성이 강하여 잘 죽지 않는다. 그래도 약을 살포하지 않으면 이익이 감소되기 때문에 어쩔 수 없다고 한다. 20세기에 들어와서 효과가 확실하고 값싼 농약이 개발되었다고 하지만, 농약을 사용하면 생태계에 미치는 영향은 커질 수밖에 없다. 약을 치면 병충해만 죽는 것이 아니라 땅을 기름지게 하는 지렁이나 벌레, 미생

물까지도 죽이기 때문이다.

　새로 나온 농약은 사람에게 해가 없고 병충해만 죽게 한다고 한다. 그러나 잔여 농약이 일부 남아 있어서 인간에게 해로운 것이다. 또 병충해도 내성이 생겨 더 강한 농약을 쳐야 되는 상황이 되풀이될 수밖에 없다. 그러므로 건강에 제일 좋은 것은 유기농으로 키운 것이다.

　만약 농약으로 인하여 생태계가 파괴될 경우 다시 복원하기가 어렵게 된다. 복원을 시킨다 해도 막대한 비용이 들 뿐 아니라 시일이 오래 걸린다. 살충제를 잘못 사용하면, 꽃가루를 수정하여 열매를 맺게 하는 벌과 나비 등 유익한 곤충까지 죽게 된다. 이것 때문에 생태계의 파괴가 진행되는 것이다.

　이러한 방법은 생태계도 파괴하지만, 사람에게도 해를 가져온다. 옛날에는 땅을 기름지게 하기 위해서 나무에 새순이 나면 베어다가 거름으로 사용했다. 그래서 들과 산에 풀을 베는 사람이 많았는데, 요즘은 풀이 지천이라도 베지를 않는다. 아무리 비료가 좋다고 해도 화학물질로 만들었기 때문에 자연에서 얻은 것만 못하고 땅이 산화된다.

　병충해를 퇴치하기 위해서는 자연적인 방법을 택해야 한다. 그것은 한글 문자파장을 사용하는 것이다. 한글의 자음과 모음, 글자와 숫자로 결합된 파장문자를 찾아서 사용하면 효과가 있다. 그 문자는 '1ㅋ쓔ㅏ짜ㅌ9'이다. 이 문자에서는 병충해를 퇴치하는 파장이 나오는데, 완전한 박멸은 안되어도 어느 정도 박멸시킬 수 있다.

　이 문자와 숫자를 써서 물에 젖지 않게 코팅을 하여 식물이나 나무가 심어진 곳곳을 깊이 파고 묻으면 된다. 그러면 병충해와 곤충이 줄어들면서 식물이나 열매가 충실하게 잘 자라고, 맛 또한 좋다.

이 방법은 농약 없이 재배하는 유기농법인 것이다.

이렇게 하면 식재료에도 윤기가 나고 맛이 감미로울 것이다. 우리 집 살구나 자두, 감 등을 먹어본 사람은 이처럼 맛있는 과일은 처음이라고 한다. 이것은 약 없이 자연농법으로 키웠을 뿐 아니라 에너지를 좋게 했기 때문이다. 당신도 농약 없이 키우려면 이 문자를 적극 활용하기 바란다.

(3) 두더지 퇴치 파장

두더지는 유익종인데도 유해종으로 취급받는다. 생김새는 쥐와 비슷하지만, 쥐 종류가 아니라고 한다. 두더지는 땅을 뒤져 벌레와 지렁이를 잡아먹고 살아가는 작은 짐승이다. 두더지는 이와 같이 지렁이와 벌레를 잡아먹으려고 땅을 뒤집어 흙을 기름지게 한다. 그러나 식물의 뿌리까지 뒤집어 죽게 하므로 해를 주는 동물로 인식된다.

그러나 흙을 부드럽게 하는 등 나름대로의 도움을 주는 역할도 한다. 우리 집에는 농약을 치지 않아서 두더지가 많다. 텃밭과 정원에 약을 치지 않기 때문에 먹이가 많아서인지 두더지가 서식을 하고 있다. 대부분의 사람들이 벌레를 없애려고 약을 치므로 먹이가 없어서 두더지도 그 수가 줄어든다. 그러나 이 세상에 존재하는 것 중에 필요하지 않은 것은 하나도 없는데, 단지 나에게 해가 되기 때문에 필요 없다고 하는 것이다.

두더지는 땅을 파기 좋게 앞다리가 발달되어 관절이 몸 앞쪽으로 돌출되어 있다. 때로는 논두렁에 있는 지렁이를 잡아먹으려고 뒤지기 때문에 장마철에 논둑이 무너지는 등 피해를 주는 것은 사실이다. 털이 부드럽고 눈이 작아 잘 보이지 않으며, 발톱이 날카롭게 되어 있는 짐승이다.

가끔 땅속을 뒤지다가 뱀에게 잡아먹히기도 하고, 고양이의 먹잇감이 되기도 한다. 또 땅 위에 나왔다가 매 종류의 사냥감이 되어 목숨을 잃는다. 우리 집에는 가끔 고양이가 쥐와 두더지를 잡아다가 현관 앞에 둔다. 그것은 땅을 뒤지는 두더지를 잡아서 가지고 놀다가 지칠 경우 밥값을 했다고 주인에게 자랑하기 위해서라고 한다.

옛날에 이북에서 여러 곳에 땅굴을 파고 우리나라를 침입하려고 한 적이 있었다. 그런 행위를 보고 두더지 같은 놈들이라고 했는데, 땅굴을 잘 파기 때문에 붙여진 말일 것이다. 북한의 행위뿐만 아니라 은행을 털기 위해 땅굴을 파는 사람을 보고도 두더지 같은 놈이라고 했다.

약을 치면 두더지는 자취를 감추겠지만, 우리 집에서는 농약을 치지 않으므로 정원이나 텃밭에 두더지가 많다. 때로는 땅을 들쑤셔놓아 식물이나 어린 나무가 죽는 경우가 있다. 그것은 땅 밑의 지렁이나 벌레를 잡아먹기 위해서 하는 짓이지만, 여기에는 장단점이 있는 것 같다. 두더지가 땅을 뒤져 식물을 죽게 하는 것은 피해이지만, 땅이 살아 있다는 증거인 것이다.

골프장에도 두더지가 피해를 준다고 한다. 그래서 잔디를 보호하기 위하여 다량으로 농약을 살포하기 때문에 아래에 사는 주민과 농작물에 피해를 준다. 그래서 이웃의 주민들은 환경을 해친다고 골프장 조성을 반대한다. 그러나 득과 실이 공존하는 사회에서 있을 수 있는 일인 것이다.

이유야 어떠하든 농민에게 피해를 주는 것은 사실이다. 특히 유기농을 선호하는 농민에게는 치명적인 영향을 준다. 인터넷을 검색하면 퇴치하는 방법이 여러 가지 소개되어 있다. 가장 확실한 방법은 덫을 사용하는 것이지만, 그렇게 되면 두더지를 살해하게 된다. 그래서 죽이지 않고 접근을 막는 방법이 소개되어 있다. 그 방법은 아래와 같다.

　두더지는 강한 냄새를 싫어하기 때문에 다니는 구멍에 어성초를 넣어두면 냄새로 인하여 접근을 꺼린다고 한다. 또 고등어 대가리나 비린내가 많이 나는 생선을 넣어두면 지독한 냄새 때문에 접근하기를 싫어한다. 또 냄새의 효과를 얻기 위하여 오징어나 다랑어를 소금에 절여 사용하면 효과가 있다고도 되어 있다. 또한 쇠파이프에 바람개비를 달아놓아 돌아가는 진동 때문에 땅이 울리는 것을 지진이나 사고의 징조라고 생각하게 하여 도망가게 할 수도 있다. 이와 같은 행동은 지진이 날 위험이 있다고 착각하여 사전에 피신하는 효과를 얻기 위함이다.

　두더지를 퇴치하는 방법으로는 한글 문자파장이 효과가 있다. '빠ㅎㅠ또ㅎㅏ6' 자를 써서 코팅을 한 후 다니는 곳곳에 묻으면 접근을 하지 않는다. 우리 집 정원에는 이런 방법으로 효과를 보고 있다. 이것은 두더지의 접근을 막는 방법으로 돈도 들지 않고, 두더지를 살해하지 않으면서 스스로 피해 가게 하는 획기적인 수법이다.

　인간은 자연 속에서 모든 생명체와 더불어 살아가야 하므로 가능한 한 살생은 피해야 한다. 위에서 제시한 파장문자를 사용하면, 두더지는 살리면서 피해를 줄이는 것이다. 많은 호응과 활용을 바란다.

(4) 벌레(모기) 퇴치 파장

여름이 되면 더위보다도 더 싫은 것이 모기와 벌레의 접근일 것이다. 특히 농촌에 살면 모기와 벌레를 피할 방법이 없다. 파리나 벌레도 없어야 할 존재이지만, 특히 모기는 사람이나 동물의 피를 빨아먹기 때문에 더 기피하게 된다. 모기가 처음 생긴 것은 중생대 쥐라기 때였다고 하는데, 끈질긴 생명력이 있어서 지금까지 살고 있다. 또 파리는 계절이 바뀌는 가을이 되면 따뜻한 실내를 찾아서 들어와 아무데나 앉기 때문에 싫어한다.

모기는 평소에는 꽃이나 과일, 나무 등에서 수분을 흡입하여 생명을 유지한다. 그러나 암컷은 산란기가 되면 단백질을 보충하기 위하여 사람이나 짐승의 피를 빨아먹는다. 제일 싫은 것은 '윙' 하고 소리를 내며 몸에 붙는 것이다. 그리고 여러 사람을 번갈아 물기 때문에 세균이나 바이러스를 옮길 수 있다.

모기는 전 세계에 없는 나라가 없다. 모기에 물려서 병원균에 감염되어 죽는 사람이 세계적으로 70만 명이나 된다고 한다. 그래서 인류가 싫어하는 적이며, 사람을 가장 많이 죽게 하는 곤충인 것이다. 여름밤에 우리의 피를 빨아먹는 모기는 새끼를 가진 암컷이다.

우리 속담에 '처서가 지나면 모기의 입이 삐뚤어진다'라는 말이 있다. 요즘은 그 말이 무색할 정도로 겨울에도 생존하면서 웅덩이만 있으면 번식을 한다. 특히 아파트는 따뜻하기 때문에 정화조가 번식의 근원이 된다. 모기는 번식력이 강하여 인간이 거주하는 환경이라면 어디서든지 번식할 수 있다. 그래서 겨울에도 죽지 않고 실내에 모기가 서식하는 것이다.

요즘은 아파트가 주거지로 각광을 받고 있는데, 고층이라도 모기를 예방하는 방충망이 있어야 한다. 모기는 사람이 엘리베이터를 타는 틈을 이용하여 고층까지 올라가고, 바람을 이용해서도 올라간 다고 한다. 그러므로 고층이라고 예외가 없기 때문에 반드시 방충 망을 설치해야 한다.

또 파리도 누구나 싫어한다. 집안에 들어와서 얼굴이나 쓰레기에 도 앉고, 사람이 먹는 음식에도 그냥 앉는다. 그래서 혈관과 소화기 계에 바이러스를 옮기는 원인이 된다. 파리는 어디에나 가리지 않 고 앉는 습관 때문에 병원체를 옮기는 매개체가 되어 해로운 곤충 으로 분류된다.

파리는 곤충의 한 종류이지만 지저분하기 짝이 없다. 죽었다 싶 어도 섣불리 죽이면 다시 살아난다. 사람을 무서워하지 않기 때문 에 얼굴이나 손은 물론 먹는 음식에도 닥치는 대로 앉아 괴롭힌다. 약을 쳐도 약발을 받지 않을 뿐 아니라 음식이 있으면 약을 칠 수가 없다. 손이나 파리채로 잡으려 해도 날쌔기 때문에 놓치는 경우가 많다.

여름엔 벌레가 많아서 어떤 사람은 시골에 사는 것을 싫어한다. 밤이면 작은 날벌레가 불빛을 보고 날아와 방충망이 있는데도 침범 을 하여 눈에도 붙고, 귓속에도 들어간다. 시골은 공기가 맑고 쾌적 하며 조용해서 좋지만, 벌레만은 누구나 퇴치하고 싶은 존재이다.

어디에 살든 장단점이 있기 마련이며, 벌레가 서식한다는 것은 자연이 살아 있다는 증거인 것이다. 사람이 사는 곳이면 불편한 점 이 있기 마련이다. 대도시처럼 약을 살포하여 박멸하면 벌레는 퇴 치되지만 환경이 오염되어 인간에게는 해롭다. 사람이 살기에 쾌적 한 곳은 벌레 역시 살기가 좋은 곳일 것이다.

모기와 파리, 벌레를 퇴치하려면 한글 문자파장을 사용하면 효과가 있다. 이것은 해로운 것이 없는 자연적인 방법이다. 파장문자와 숫자는 '가ㅎㅏ 뜌ㅠ7ㅊ' 자이다. 이 문자를 써서 습기에 젖지 않게 코팅을 한 후 집 주위 네 모서리와 중간에 묻거나 걸어두면 접근을 막을 수 있다. 나는 이것을 사용하여 많은 효과를 보고 있다.

이 문자를 써서 집 주위에 붙인 결과 모기가 접근을 하지 않아 모기약 없이 여름을 보내고 있다. 파리는 가끔 들어와도 얼마 가지 않아 없어졌으며, 작은 날벌레도 다른 해보다 훨씬 적게 들어온다. 이 방법은 살생을 하지 않고 접근을 막는 것으로, 서로에게 도움이 되는 것이다.

자연에는 있어야 할 것들은 있어야 한다. 그것이 귀찮게 한다고 죽이게 되면 생태계가 파괴되어 인간에게 해로운 것이다. 귀찮다고 죽일 것이 아니라 서로 상생을 하기 위해서 접근을 막는 것이 최상의 방법이다. 그래서 문자파장을 설치하여 접근을 막으라고 하는 것이다.

(5) 뱀 퇴치 파장

뱀은 인류의 적이다. 성경에 보면 최초의 인간인 아담과 하와를 꾀어서 과일을 먹게 하여 죄를 짓도록 만든 것이 뱀이다. 그래서인지 뱀을 보면 소름이 돋고 오싹해진다. 이것은 아마도 뱀과 인간은 창조 당시부터 적대적 관계이기 때문에 선천적으로 싫어하게 된 것 같다.

뱀은 가늘고 길며 다리가 없는 것이 특징이다. 두개골이 다른 생물과 구별되는 파충류로, 도마뱀에 비해 단순하게 생겼다. 엄청난 유연성의 턱을 가졌으며, 눈꺼풀이 없고 눈을 깜박거리지 않는다고 한다. 포식동물이면서도 시각, 미각, 청각은 약한 반면 후각과 열 감지 능력이 뛰어나 진동에 의해서 위험을 감지하는 것 같다.

콧구멍의 열로 주변 생물의 진동을 감지하여 위험에 대처를 하고, 냄새를 통하여 먹이와 천적을 구별한다고 한다. 끊임없이 혀를 날름거리는 것은 어떤 물체의 냄새인지 알기 위함인 것이다. 또 혀는 다른 동물과 달리 방향을 구분하는 도구가 된다. 뱀은 턱뼈가 없고 바로 인대로 연결되어 제 머리보다 큰 것도 통째로 삼킬 수 있다. 그래서 입을 위, 아래, 옆으로 늘릴 수 있는 신축성이 있는 것이다. 저보다 큰 것을 삼켜서 배가 불룩하게 되어도 소화를 시킨다. 때로는 너무 큰 것을 무리하게 삼켰다가 소화를 못 시켜서 배가 터져 죽는 경우도 있다.

사람이 뱀을 보면 무서워하는 것 같아도 실은 뱀이 사람을 더 무서워한다. 단지 혀를 날름거리기 때문에 뱀을 만나면 공포심과 혐오감을 갖는 것일 뿐이다. 뱀은 온순하여 해치지 않으면 먼저 덤벼들지 않는다. 그러나 동물들도 뱀을 싫어해 피하거나 죽이려고 하는 것은 사실이다. 뱀에게 물려서 죽는 사람보다 뱀이 사람에게 죽임을 당하는 숫자가 훨씬 더 많다고 한다.

뱀에게 물릴 경우 빨리 치료하지 않으면 위험할 수 있는데, 종류에 따라 자신을 방어하기 위하여 독을 내뿜기 때문이다. 독을 가진 뱀은 머리가 삼각형인 경우가 대부분이다. 이런 뱀은 위장술이 뛰어나 도망가지 않고 숨어 있다가 독으로 공격한다. 만약 물렸으면 빨리 병원에 가서 응급조치를 취해야 한다.

뱀의 독이 가장 많을 때는 겨울잠에서 갓 깨어난 봄철이라고 하는데, 이유는 겨울잠을 자는 동안 독이 많이 축적되어 있기 때문이라고 한다. 뱀은 가을에 독이 많다고 여기기 쉬우나 사실은 이른 봄, 갓 겨울잠에서 깨어났을 때가 더 위험하다고 하니 각별히 조심하는 것이 좋다.

뱀을 만나면 기분이 나쁘고, 보기만 해도 징그럽다. 우리 집은 전원주택이라서 먹이인 개구리가 많아 언제부턴가 뱀이 살고 있었다. 해를 끼치지 않는데도, 만나면 거부반응부터 생겨서 싫다. 그것은 뱀에 대한 선입견 때문일 것이라 생각한다. 때로는 고양이가 뱀을 잡기도 하지만, 풀을 뽑다가 만날까봐 두려워 조심을 한다. 고양이는 뱀을 발견하면 앞발로 장난을 치며 놀다가 죽여서 내장만 먹고 몸체는 남겨둔다. 죽은 시체를 땅을 파고 다시 묻어야 하므로 귀찮은 것은 사실이지만, 잡았다는 그 행위만으로도 고마운 것이다.

뱀이 몇 년을 살고 있으므로 당연히 새끼까지 있다. 그렇다면 수놈도 있는 것이 확실하다. 이대로 가면 뱀의 수는 해가 갈수록 늘어나기 마련이다. 그래서 문자파장을 사용하기로 하고 파장문자를 찾아서 몇 군데 묻었다. 그 후로는 뱀이 사라지고 보이지를 않는다. 효과를 본 것이다.

뱀을 퇴치하는 문자파장은 '규ㅍㅠ뾣一ㅍ1'이다. 이 문자와 숫자를 써서 물에 젖지 않게 코팅을 한 다음 뱀이 잘 나타나는 곳에 묻으면 뱀이 사라질 것이다. 뱀은 집을 지키는 지킴이라는 말도 있지만 그냥 둔다면 숫자가 불어나기 마련이다. 앞에서 말한 문자에는 뱀이 싫어하는 파장이 나오므로 퇴치가 되는 것이라 생각한다. 죽이면 생명을 해치게 되므로 접근을 막는 것이 좋다. 이러한 방법을 사용하여 뱀의 접근을 막기 바란다.

(6) 지네 퇴치 파장

지네는 약재로 쓰기도 하지만 독이 있는 해충이다. 가늘고 길며 몸이 여러 마디로 되어 있고, 마디 안쪽에 많은 발이 달려 있다. 머리에는 한 쌍의 더듬이가 있어서 이것이 물체를 감지하며, 홑눈을 가지고 있다. 턱에 있는 다리로 적을 죽이기도 하고, 자신을 보호하기 위하여 독을 뿜을 때도 사용한다.

등이 딱딱하게 보이지만 살아 있을 때는 말랑말랑하고, 발이 여러 개 달려 있어서 동작이 빨라 잡기가 어렵다. 발이 많아서인지 보기보다는 날쌔고 민첩하다. 등이 반질반질하여 윤기가 있어서 방수가 잘되는 것같이 보여도 물에는 약하다고 한다. 그래서 껍질 속에 있는 숨구멍이 막히게 되면 적응이 안되어 죽을 수 있다. 그러나 습기만 제거되면 탈수가 잘되어 환경변화에 익숙하다고 한다.

지네는 생명력이 강하여 어떤 종은 수명이 10년은 된다고 한다. 지네는 수십 개의 다리를 가지고 있어서 혐오감을 주며, 물렸다 하면 독을 살포하기 때문에 붓고 따끔거린다. 그러나 독사나 살모사보다는 독이 약하므로 암모니아수를 바르면 잘 낫고, 비눗물도 약간의 효과가 있다. 노령자나 간 기능이 약한 사람, 과민한 성격의 소유자가 물렸을 경우 붓고 따끔거릴 수 있는데, 심하면 병원에 가서 치료를 하는 것이 좋다.

지네는 야행성이기 때문에 주로 밤에 활동하므로 잠자리에서 물리는 경우가 많다. 때로는 이불 속으로 들어와 무는 경우도 있다. 그럴 경우 병원으로 갈 것이 아니라 얼음찜질을 하고, 흐르는 물에 비누로 씻어야 2차 감염을 피할 수 있다. 체질에 따라 알러지 반응을 일으킬 수 있는데, 그런 경우에는 치료를 받아야 한다.

지네는 해충으로 알고 있지만 농민들에게는 익충이다. 철저히 육식만 하기 때문에 농작물에 피해를 주는 일은 없다. 오히려 식물의 뿌리를 갉아먹는 애벌레 등 해충을 잡아먹기 때문에 땅을 기름지게 한다. 그런데도 생긴 것이 흉해 보이고, 독을 가지고 있으며 공격성이 강하기 때문에 해충으로 생각하는 것이다. 예방을 위해서는 지네가 서식할 수 있는 환경을 만들지 말아야 한다. 지네는 낙엽 밑이나 썩은 나무가 있는 곳, 습기가 많은 곳을 좋아한다.

우리 집은 전원주택이라서 지네가 가끔 들어온다. 화장실 바닥과 욕조 안에서 발견되기도 하는데, 아무리 살펴봐도 들어올 만한 곳은 하수구와 욕조의 물이 배출되는 곳뿐이다. 지네는 물을 싫어한다고 하는데 납득이 안 간다. 크기는 작아도 잡으려고 하면 날쌔서 한참 동안 씨름을 해야 한다.

가끔 방에서 발견될 때도 있다. 들어올 구조가 아닌데 어디로 들어왔는지 귀신이 곡할 노릇이다. 아마도 이불을 일광건조한다고 밖에 널어놓았을 때 따라 들어온 것 같다. 그러한 상황도 모르고 이불을 덮었다가 물릴 수가 있다. 작은 것이라서 독은 약하겠지만, 놀라게 하고 징그러움을 느끼게 한다.

지네를 퇴치하기 위해서는 한글 문자파장을 사용하면 효과를 볼 수 있다. 이것에 반응하는 숫자와 문자는 'ㅎ찌ㅠ쬬ㅎㅑ8' 자가 좋다. 이 문자를 써서 물이 들어가지 않게 코팅을 한 후 집 주변이나 지네가 잘 나타나는 곳곳에 묻으면 지네의 출몰을 막을 수 있다. 나는 이 숫자와 문자를 이용하여 많은 효과를 봤는데, 지난해에는 한 마리도 들어오지 않았다. 화장실이나 방에도 나타나지 않았다. 이 문자의 파장이 이렇게 효과가 있으리라고는 생각을 못 했던 것이다.

지네는 닭 냄새를 좋아하고 특히 대밭에 많이 서식한다. 그래서 지네를 잡기 위해서는 단지 안에 닭 뼈를 넣어놓으면 냄새를 맡고 단지 안에 많이 들어간다고 한다. 그것을 잡아서 말렸다가 백숙을 할 때 같이 삶아 먹으면 허리 아픈 데 좋다는 말이 있다. 아무튼 멀리하고 싶은 것은 사실이지만 약이 되는 이점도 있다. 한글파장문자를 이용하여 피해를 방지하기 바란다.

(7) 바퀴벌레 퇴치 파장

바퀴벌레는 날개 달린 곤충으로 3억 2천만 년 전부터 살았다고 기록되어 있다. 몸이 납작하고 둥글게 생겼다. 또 실 모양으로 된 촉각을 가졌으며, 몸체가 흑갈색으로 반짝이는 것이 특색이다. 가장 원시적인 곤충으로 날개가 달려 있으며, 오랫동안 인간과 함께 살면서 해를 주고 있다.

주로 어둡고 따뜻하면서 습한 곳을 좋아하기 때문에 지하실이나 싱크대 안에서 발견된다. 동식물의 배설물이나 찌꺼기를 좋아하고 불쾌한 냄새를 풍기며, 인간이 사는 곳에서는 어디에나 나타나므로 퇴치가 어렵다. 바퀴벌레는 유해파를 좋아하기 때문에 많이 서식하는 곳에는 중화를 시켜야 한다. 그런 다음 가능한 바퀴벌레가 서식하지 못하도록 밝고 청결하게 하는 것이 예방법이다.

바퀴벌레는 다른 곤충과 달리 입이 뒤를 향하고 있으며, 수컷은 날개가 쌍으로 되어 있다. 그러나 암컷은 날개가 없고 흔적만 남아 있다고 하는데, 죽은 시체가 옷이나 책 속에서 발견되기도 한다. 바퀴벌레는 다양한 종류가 있는데, 집에 사는 바퀴벌레는 몸체에 비해서 머리가 작은 편이다.

몸체에 여섯 개의 다리와 뻣뻣한 털이 있으며, 수십 개의 더듬이를 가지고 있어 주변의 변화에 민감하다. 날개가 있어도 날지를 못하고 번식력이 강하며, 주로 야간에 활동을 한다. 암컷에서 알주머니가 떨어져 나와 수백 마리가 번식하기 때문에 박멸하기가 힘들다.

바퀴를 잡는다는 것은 주객이 전도된 것이라고 할 수 있다. 인간이 살기 전부터 살았는데 나중에 나타난 인간이 바퀴를 박멸하려는 것은 바퀴벌레의 입장에서 볼 때는 들어온 놈이 주인을 쫓아내는 격이라고 할 수 있다. 화석에서 지금의 바퀴와 비슷한 것이 발견되어 살아 있는 화석이라고 불리기도 한다.

전 세계에 살고 있는 바퀴는 4천여 종이라고 하는데, 인간보다 10배 이상 빨라서 잡기가 힘들다. 빠르기가 시속 150㎞나 되어 날쌔기 때문에 발견되어도 순식간에 사라져버리고, 빛이 감지되면 재빨리 숨어버린다. 아마 지구에 서식하는 생명체 중에 가장 빠르다고 해도 과언이 아닐 것이다.

생명력 또한 대단하여 웬만한 독극물에는 죽지 않는다. 일본 히로시마 핵폭발 때도 살아남았을 정도로 강하다고 한다. 바퀴는 전염력이 강하여 피부질환이나 천식 등 호흡기질환을 유발시키는 악역을 맡고 있다. 특히 음식물에 침범하여 세균을 옮기므로 남은 것은 냉장고에 보관하는 것이 좋다. 지지분한 곳에 다니다가 음식에 침범하여 온갖 세균을 옮기기 때문이다.

또한 바퀴는 학습능력이 좋은 편이라서 다니던 길을 기억하여 그 길을 택한다고 한다. 혐오감을 주는 곤충인데도 외국에서는 식품으로 사용하기도 한다. 작은 바퀴벌레는 귀에 들어갈 수가 있으므로 조심하는 것이 좋다. 잠잘 때 귀에 들어가서 귓구멍을 막을 경우 일어날 때 소리가 들리지 않게 된다. 바퀴벌레를 경상도에서는 강구라고 부르기도 한다.

우리 집에서는 바퀴벌레를 구경도 못 한다. 바퀴벌레는 유해파가 많은 곳을 선호한다고 했는데, 유해파를 전부 중화시킨 덕분이다. 집을 새로 지은 것도 작용을 하겠지만, 건축하면서 미리 유해파를 중화시켰기 때문에 바퀴벌레가 서식할 환경이 아닌 것이다.

바퀴벌레를 퇴치하기 위해서는 문자파장인 '쓔ㅎ9ㅠ가ㅣㄲ' 자를 써서 붙이면 효과가 있다. 이 숫자와 문자를 써서 코팅을 한 후 바퀴벌레가 많이 서식하는 곳에 넣어두면 없어진다. 또 유해파를 중화시키려면 앞쪽에서 설명한 문자를 써서 공간의 네 모서리에 붙이면 된다.

유해파를 중화시키기만 해도 효과가 있지만 퇴치 파장까지 설치하면 더 효과를 내어 바퀴벌레가 없어지게 된다. 바퀴벌레를 비롯한 파충류는 유해파가 많은 집을 선호하므로 바퀴벌레와 개미가 많은 집은 유해파가 많다고 보면 틀림이 없다. 이런 집에 거주하는 사람이 건강이 좋지 않은 것은 사실이다.

바퀴벌레도 병균을 옮기므로 아무 곳이나 가리지 않고 다니면서 병균을 옮긴다. 집을 깨끗이 청결하게 하고, '유해파제로정'으로 유해파를 중화시키거나 퇴치 파장을 사용하면 된다는 것을 유념하기 바란다.

병을 고치는 한글파장 그리고 인체의 구조

(8) 개미 퇴치 파장

개미는 어디에서나 흔하게 볼 수 있는 곤충이다. 그 종류는 다양하여 40㎜ 되는 큰 것에서부터 눈에 보이지 않을 정도로 작은 것까지 있다. 옛말에는 개미가 음식에 들어가 같이 먹게 되면 힘이 세진다는 말이 있을 정도로 자기 몸무게의 20배나 되는 것도 나른다. 그래서 주변에서 자신보다 훨씬 큰 것을 나르는 개미를 흔히 볼 수 있다.

지구상에 존재하는 동물 중에서 개체 수가 가장 많은 것이 개미라고 한다. 지구 안에 사는 개미들의 몸무게를 합하면 이 세상에 사는 사람의 몸무게를 합한 것과 비슷하다고 한다. 개미는 근면성과 성실함을 대표하는 생물이다. 그래서 개미는 부지런함의 상징이 되기도 한다.

개미의 세계에도 등급이 있다. 여왕개미는 알을 낳고 수개미는 2세를 퍼트리며, 일개미는 식구들을 먹여 살리기 위해 부지런히 일을 한다. 이렇게 여러 종류가 집단적 사회를 이루고 있고, 종류에 따라서 여왕개미가 여러 마리인 경우도 있다. 여왕개미와 수개미는 날개가 달려 있어서 서로 짝짓기를 하기 위해 혼인비행을 하기도 하는데, 혼인비행 후에는 수컷은 죽고 여왕개미는 날개가 떨어진다고 한다.

개미는 잡식성이라서 자연계의 청소부 역할을 하는 것으로 알려져 있다. 먹이로는 지방과 단백질을 좋아하고, 때로는 제 몸무게보다 몇 배나 무겁고 큰 것을 물고 가는 것이 목격되기도 한다. 또한 서로 권력을 차지하려고 쟁탈전을 벌이기도 하는데, 이런 면에서는 인간의 세계와 비슷하다고 할 수 있다.

인간은 뇌가 몸무게의 2%인데 비해 개미의 뇌는 몸무게의 6%를 차지한다고 한다. 그래서 감각이 뛰어나 큰 비가 올 것이 감지되면 미리 안전한 곳으로 피신을 하기 위해 이사를 가는 긴 행렬이 목격된다. 그런 면에서는 인간보다 감각이 뛰어나다고 할 수 있을 것이다.

여왕개미는 일 년에 수천에서 수십만 마리의 알을 낳지만, 늙어서 기력이 쇠할 경우 인간처럼 생산을 하지 못한다. 그러면 집 밖으로 추방되어 죽게 되든지 독립생활을 하게 된다고 한다. 이것은 자기를 낳아 길러준 어미를 내쫓는 격으로 패륜행위인 것이다. 인간도 그처럼 패륜행위를 하는 자식이 있어서 사회의 지탄을 받고 있다.

사람이 사는 곳에는 개미가 있기 마련이지만, 때로는 집안에 서식하면서 피해를 주어 싫어한다. 목조주택의 경우 흰개미가 나무를 갉아먹어 큰 피해를 보는 경우가 있다. 만약 기둥을 갉아먹으면 집이 기울든지 무너질 염려가 있다. 가끔 문화재의 건물 기둥을 갉아먹는다는 뉴스를 접할 때는 유해파 때문임을 짐작한다.

흰개미는 개미가 아니라 바퀴에 속한다는 말이 있는데, 어느 말이 옳은지 모르지만 피해를 주는 것은 사실이다. 우리 집 마당에도 큰 개미가 서식하고 있었다. 약으로 퇴치하려 해도 땅속에 사는 생명체라서 없애기가 쉽지 않다. 그래서 불로 몇 번을 태웠더니 집을 다른 곳으로 옮긴다. 하는 수 없이 한글 문자파장을 찾아서 묻었더니 완전히 없어졌다. 효과를 본 것이다.

개미를 퇴치하려면 앞에서 설명한 한글 문자파장으로 유해파를 중화시키거나 퇴치 파장인 '8쮸ㅍㅢ쓔ㄱㅣ' 자를 사용하면 효과를 볼 수 있다. 이 숫자와 문자를 써서 물이 묻어도 괜찮게 코팅을 하여 묻으면 효과를 볼 수 있다. 집안에는 장판 밑이나 방의 네 모서리 또는 요소요소에 붙이면 된다.

약으로 퇴치를 하려면 굴속에 살기 때문에 없애기가 어려울뿐더러 약을 치면 땅이 오염된다. 그러나 문자파장을 사용하면 환경을 오염시키지 않고도 퇴치가 된다. 이 방법은 개미를 죽이지 않고 퇴치하는 자연적인 방법이므로 많은 효과를 볼 수 있다.

개미는 1억만 년 전인 백악기 중반에 출현하여 지금까지 살고 있다고 하니 인간이 그들의 영토를 침범한 셈이다. 백악기에 살던 개미의 화석이 발견된 것이 그 근거다. 개미는 전 세계에 없는 나라가 없을 정도로 많아서 사람의 숫자보다 몇 배가 많다고 한다.

실현 가능성은 제로겠지만, 이것들이 진화하게 된다면 인간의 피해는 '코로나19'처럼 막을 수가 없을 것이다. 개미는 인간의 삶에 불편을 주는 존재이므로 문자파장을 사용해야 피해를 줄일 수 있다.

제 2 장

유해파의 종류와 해악

만병의 근원인 유해파

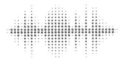

　　사람이나 동식물에게는 병이 생길 경우 스스로 치유하는 기능이 있는데, 그것은 내 몸의 의사인 면역력이다. 몸에 세균이나 바이러스 등이 침범하면 면역력이 이것들과 싸워서 퇴치하는데, 병이 든다는 것은 면역력이 힘을 잃어 싸움에서 졌다는 증거이다. 특히 요즘처럼 세계적으로 '코로나19'가 기승을 부릴 때는 면역력의 중요성을 뼈저리게 느끼게 한다.

　'코로나19'에 감염되어 확진되는 것은 면역력이 약해졌을 때 일어나는 현상이다. 면역력이 강하면 코로나 바이러스가 침범해도 스스로 이겨낼 수 있고, 감염이 된다고 해도 가볍게 넘어가게 된다. 백신을 맞았는데도 확진된다는 것은 백신의 효과가 제 역할을 못한다는 증거이다.

　코로나뿐만 아니라 각종 병이 오는 것은 면역력이 떨어졌다는 신호로 받아들여야 한다. 확진된 사람이 치유되었는데도 후유증을 호소하는 것은 강한 유해파가 영향을 미치고 있기 때문이다. 우리 몸이 병원균과 바이러스를 이기려면 면역력이 강화되어야 한다는 것은 상식이다. 면역은 몸에 바이러스나 세균이 침범하면 싸워서 물리치는 내 몸의 방위군 역할을 한다.

그러나 면역력이 떨어지는 것은 어떤 원인이 있기 때문인데, 그 것을 알아야 미리 예방을 할 수 있다. 그 원인은 잠자리나 오랫동안 머무는 자리가 유해파의 영향을 받기 때문이다. 유해파가 있으면 밑 빠진 독에 물 붓는 식이 된다. 아무리 물을 부어도 새는 곳이 있으면 채울 수가 없다. 그와 같이 유해파가 있으면 백신을 맞아도 면역력이 계속 떨어지는 것이다.

'코로나19'를 예방하는 백신을 생각해보자. 처음에는 두 번만 맞으면 된다고 했는데, 백신을 맞아도 다시 감염되어 3차까지 맞아야 된다고 하다가 지금은 4차까지 맞으라고 한다. 그것은 면역력을 파괴시키는 원인이 있다는 증거이며, 백신을 맞아도 순간적이라는 것이다. 이런 현상은 유해파를 받기 때문에 일어나는 것이다.

우리 몸은 이유 없이 병들지는 않는다. 그러나 유해파의 영향을 받으면 혈액순환이 안되어 영양소와 산소 공급을 부족하게 하고, 면역력이 떨어져 병이 오는 것이다. 면역력이 떨어졌다는 것을 내 몸을 지키는 파수꾼이 힘을 잃었다는 증거로, 원인은 유해파 때문이다. 그래서 백신을 맞고 면역력을 높이려 해도 부작용이 생기고, 코로나에 확진되며 각종 질병이 오게 된다.

유해파를 중화시키지 않으면 코로나뿐만 아니라 병이 오는 것을 막을 수가 없고, 재발의 가능성을 안고 살아야 한다. 고로 유해파는 면역력을 떨어뜨리는 원흉이며, 스트레스를 유발하여 병이 들게 하는 주범이므로 꼭 중화를 시켜야 한다. 그래야 안전하다.

우리는 이런 사실을 모르기 때문에 무방비 상태로 살다가 병에 걸리고, 심하면 생명까지 잃게 된다. 인간의 운명은 하늘에 달려 있다고 하지만, 자신이 대처하기에 따라서 운명과 수명이 달라질 수 있다. 유해파를 중화시켜야 면역력이 증강되어 건강을 유지할 수 있고, 장수하는 비결이 된다.

우리가 사는 땅에는 곳곳에서 유해파가 생성되고 있다. 이런 곳에 주택이나 아파트가 있으면 높이에 관계없이 영향을 받게 되므로 병이 생긴다. 그러나 개중에는 유해파가 없는 곳이나 명당, 또는 큰 피해를 주지 않는 약한 곳도 있다. 그렇지만 대부분 영향을 받는 곳이 많기 때문에 그런 곳에서 살면 몸이 아프고, 병원에서 치료를 해도 호전되었다가 재발이 된다. 만약 유해파의 폭이 넓고 강한 곳에 살면 불치병이 되어 치료를 해도 효과가 없다.

유해파가 있으면 병이 오는 것은 기정사실이며, 병원에 다니는 것을 내 집 드나들듯 해야 된다. 그러나 우리 몸은 저절로 병이 생기게 하지는 않는다는 것을 알아야 한다. 몸이 아픈 것은 유해파 때문이라는 것을 유념하기 바란다. 유해파를 중화시키면 아픈 곳이 치유되고 평생을 건강하게 지낼 수 있지만, 중화시키지 않으면 완전히 낫는다는 것은 요원한 꿈일 뿐이다.

병원에서는 아픈 곳이 기계에 나타나야 병명을 알 수 있지만, 병이 생기게 한 근본 원인은 모른다고 한다. 따라서 병이 온 후에 병명을 아는 것이 중요한 것이 아니라 병이 생기기 전에 예방하는 데에 신경 써야 한다. 유해파를 중화시키는 것은 치유는 물론, 미리 예방하는 방법이기도 하다.

이렇게 피해를 주는 유해파가 왜 생기는지 그 이유를 알아야 한다. 먼저 수맥 유해파부터 살펴보기로 하자. 우리가 발을 딛고 사는 땅은 어머니의 품속과 같아서 씨앗이 떨어지면 싹이 돋아 생명이 자라게 하는데, 이것이 인간의 삶에 터전이 되는 것이다. 그러기 위해서는 반드시 흙이 수분을 머금고 있어야 한다. 비가 오면 일부는 땅으로 스며들고 나머지는 냇물에 합류되어 바다로 흘러간다.

　　　　　　　　병을 고치는 한글파장 그리고 인체의 구조

땅속으로 스며든 물은 땅 밑의 공간이나 돌 사이의 빈틈을 채우면서 맥을 이루어 흘러간다. 이것을 수맥이라고 하는데, 이로 인하여 땅이 습기를 머금어서 초목이 생명을 유지하도록 한다. 수맥이 없으면 흙에 수분이 없어서 나무와 풀이 자랄 수 없다. 이렇게 소중한 수맥이 왜 병을 가져오는 것일까? 이제부터 그 이유를 알아보기로 하자.

우리가 사는 지구의 한가운데에는 핵(외핵과 내핵)이 있고, 중간은 맨틀 층이며 겉은 지각으로 되어 있다. 달걀에 비유하면 핵은 노른자이고, 맨틀 층은 흰자, 지각은 딱딱한 껍데기로 우리가 살고 있는 땅이다. 땅속 깊이 들어갈수록 온도가 높아지기 마련인데, 한가운데의 핵은 수천 도로 끓는 용광로처럼 되어 있다. 끓는다는 것은 에너지가 있다는 것이며, 여기에서 지구 방사선파가 생겨 지상을 향하여 올라온다.

이 방사선파는 해를 주지 않는 파장이다. 그러나 지상으로 올라오는 과정에서 어느 지점에서는 반드시 수맥을 만나게 된다. 이때 수맥이 볼록렌즈 역할을 하여 유해한 파장으로 변조시켜 지상으로 올라오게 한다. 이것이 인간을 병들게 하고 동식물에 피해를 주는 유해파의 일종이다. 그래서 수맥이 해롭다는 것이며, 이 파장은 직선으로 올라가는 종파이기 때문에 무한대로 올라가면서 피해를 입힌다.

수맥이나 유해파가 심하면 병이 생기고 사람과 물체에 피해를 입힌다. 그러나 유해파는 볼 수도 없고 만질 수도 없으며, 손에 잡히지도 않는 해로운 에너지이기 때문에 오직 전문가에 의해서만 탐지될 뿐이다. 그런 이유로 사람들이 의심을 하여 무관심하게 지내다가 병을 앓게 된다. 이 파장은 만병의 근원으로 우리를 고통 속에서 살게 한다.

우리가 알아야 할 것은 유해파에는 수맥만 있는 것이 아니라 더 강한 스멀맥과 운해맥, 커리맥, 미스터리맥 등이 있는데 전문가라도 이런 맥이 있는지조차 모르고 있다. 이와 같은 맥이 있으면 수맥을 중화시켜도 옳은 효과를 볼 수가 없다. 수맥 외에 다른 맥이 있는 것조차 모르기 때문에 찾을 수도 없고, 중화시키는 방법도 모른다. 이러한 맥을 중화시키려면 '유해파제로정'과 같이 우수한 제품을 사용하면 되지만, 웬만한 제품으로는 중화가 되지 않는다.

유해파를 중화시키지 않은 채 치료를 하면 호전은 시킬 수 있겠지만, 뿌리가 남아 있어 재발이 되는 것이다. 유해파를 중화시키게 되면 원인이 제거되어 치유가 되고, 재발을 막을 수 있다. 또 사업장까지 중화를 시킬 경우 하는 일이 순조롭게 진행되어 번창하게 된다.

왜 이러한 맥이 생겨서 인간을 힘들게 하는 것일까? 원인은 지구 방사선 영향이라고 생각되지만, 아직 정확한 원인은 모른 채 현재 연구 중에 있다. 그러나 분명히 기억할 것은 지역에 따라 맥이 있다는 것은 확실하고, 중화시킬 수 있다는 것도 실험을 통하여 확인되었다. 이것 외에도 새로운 맥이 생겼다가 때가 되면 사라지는, 움직이는 맥이 있다. 이 맥은 시간이 지나면 이동하는 맥으로, 건강한 사람에게는 크게 피해를 주지 않지만 환자들에게는 해롭다. 이 모두를 총칭해서 유해파라고 한다.

이 원리는 과학인데도 현재의 과학 수준으로는 밝혀내지 못하는, 미래의 과학이다. 이것을 무시하고 대수롭지 않게 생각하면 병이 들어 고통 속에서 살 수밖에 없다. 고로 유해파가 있으면 아무리 치료를 하고 좋은 약을 먹어도 효과가 없다. 병원에 가면 짧은 시간

진료를 받고 약을 처방받는다. 그러나 각자의 체질과 병의 원인에 따라 처방도 달라야 하며, 유해파 위에 살면서는 효과를 볼 수 없는 것이다.

또 병원에서는 치료가 되었다고 하는데도 약을 계속 먹어야 된다고 하는 것은 병의 뿌리를 제거하지 못했다는 뜻이므로, 이런 경우 깊이 생각해봐야 한다. 평생 약을 먹으라고 하는 것은 뿌리가 남아 있다는 증거로, 재발의 위험이 있는 것이다. 잠자리의 유해파를 중화시키기 전에는 절대로 병의 뿌리를 뽑지 못한다. 왜냐하면 병을 만든 원인이 유해파인데 이것을 중화시키지 않았기 때문이다.

요즘은 시골에도 병원마다 환자는 넘쳐난다. 현대의학 덕분에 100세까지 살 수 있다고 하지만, 의사들은 환자가 늘어나는 이유가 어디에 있는지 정확히 모르는 것 같다. 그 원인은 유해파 때문인데, 한 곳에 집단을 이루어 살기 때문에 영향을 받는 사람이 많은 것이다. 이러한 현상은 주택을 헐고 아파트를 건설하면서부터 생긴 일이다.

옛날에는 주택에 세입자까지 합해도 몇 세대만 살았지만, 지금은 그 자리를 헐고 아파트를 건설하여 수십 세대가 같이 살고 있다. 만약 그곳이 유해파가 많은 자리라면 입주한 전 세대가 같이 영향을 받게 된다. 그러면 그 라인에 사는 모든 세대에서 환자가 생길 확률이 높아져 자연히 아픈 사람이 늘어나게 되는 것이다.

유해파의 영향을 받으면 사람과 식물과 나무도 온전하지 못하게 된다. 유해파는 기계와 자동차도 오작동이 되게 만들 뿐 아니라 바위까지 깨뜨릴 정도의 힘을 가지고 있다. 움직일 수 있는 동물들은 유해파가 감지되면 미리 알고 피할 수 있지만, 가두어 키우는 동물은 피해를 보게 된다. 유해파의 영향을 많이 받으면 이유 없이 아프거나 임신이 안되고, 사산이 되는 경우가 생긴다. 젊은 부부라도 잠자리에 유해파가 심하면 정자와 난자가 허약하여 불임이 될 수가 있다.

도로에서 자동차 사고가 상습적으로 일어나는 곳이나 산사태가 자주 나고 논두렁이 무너지기를 반복하는 곳도 유해파의 영향이 높은 곳일 가능성이 있다. 또 어린 아기가 경기를 자주 하거나 학생이 책상에 앉기를 싫어하면 유해파가 많은 곳이므로 이럴 때는 꼭 중화시켜야 하는 것이다.

남녀노소를 가리지 않고 피해를 주는 유해파는 병을 가져오는 폭군이므로 중화시켜야만 건강하게 살 수 있다. '유해파제로정'으로 중화를 시키면 확실하지만, 그럴 형편이 안 되면 한글 문자파장으로 중화를 시켜도 효과를 볼 수 있다. 그 파장문자와 건강명상법은 아래에 설명되어 있다. 모든 사람에게 도움이 되는 것이라서 공개하므로 많은 도움이 되기 바란다. 이 방법은 우주의 무한한 에너지로 의사의 힘을 빌리지 않고 스스로 치유하는 신비로운 비법이다.

우주의 무한한 에너지

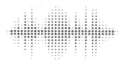

　　　　인간은 창조주가 만든 걸작품이다. 그런데 왜 병이 생겨 고통을 당해야 하며, 온갖 시련을 겪으면서 살아야 하는 것일까? 그것은 자신의 몸에 무관심하기 때문이다. 병이 나면 자신의 몸을 스스로 고칠 생각은 하지 않고 의사에게 맡기며, 지나친 욕심을 갖기 때문이다. 그래서 온갖 고통과 시련을 겪고, 사업에 실패하게 된다.

　창조주께서는 원래 인간을 병 없이 살도록 만들었으며, 행복하게 살라고 창조했다. 그래서 외부에서 바이러스나 병원균이 침입하면 스스로 물리칠 수 있도록 면역력을 주셨다. 그러나 인간은 자기의 몸에 대해 무관심하기 때문에 내 몸의 의사인 면역력이 떨어지는 것도 잊은 채 살아간다. 그러다가 병이 나면 병원을 찾는다.

　우리의 몸에 바이러스와 병원균이 침입하면 면역력이 출동하여 병을 물리치는 기능을 한다. 이것을 잘 활용해야 건강한 것이다. 그렇게 하기 위해서는 면역력이 떨어지지 않도록 조심을 하고, 몸을 건강하게 관리하겠다는 마음을 가지는 것이 중요하다. 그리고 욕심 없이 서로를 배려하며, 사랑으로 살아야 한다.

　면역력을 증강시키려면 어떤 것이 필요한지 의문일 것이다. 그

비법은 면역력을 파괴하는 유해파를 중화시키고, 몸을 건강하게 관리하려는 의지를 갖는 것이다. 그러나 많은 사람이 건강할 때는 자신의 몸에 대하여 무관심하게 지내다가 반갑지 않은 병이 오면 그때는 의사를 찾는다. 그러나 그때는 이미 늦은 것이다. 우리는 건강할 때 건강을 지켜야 하는데, 항상 건강하리라는 착각을 하여 몸을 돌보지 않는 것이다.

또 사업을 해도 소비자를 사랑하여 지나친 욕심을 버리고 남에게 피해를 주는 일이 없어야 한다. 내게 이문이 적게 남더라도 소비자에게 도움이 되는 경영을 해야 오랫동안 지속할 수 있다. 그러므로 순리에 맞게 변함없는 경영을 해야 몸도 건강한 것이다. 이것이 우주가 요구하는 참마음이다.

인간에게 오는 행복과 불행은 남이 가져다주는 것이 아니라 지나친 욕심 때문에 오는 것이다. 내가 조금만 조심을 하면 불행을 피할 수 있고, 욕심을 버리면 행복하게 살 수 있다. 사람에게 주어진 운명의 그릇이 각기 다르기 때문에 거기에 담을 행복과 고통의 크기도 다르다. 그러나 이것은 절대적인 법칙이 아니라서 내 노력에 의해서 극복할 수 있고, 고통을 행복으로 바꿀 수 있다. 그러기 위해서는 우주의 참마음을 알고, 순리에 따라서 생활해야 한다.

먼저 건강하게 살기 위해서는 유해파의 해악을 알고 중화시켜야 되는 것이다. 앞에서도 말했지만 유해파는 만병의 근원이다. 대부분 유해파에 있는 수맥파가 해로운 것이라고 알고 있는데, 수맥보다 강한 스멀맥과 운해맥, 커리맥, 미스터리맥 등이 있다. 그러나 스멀맥과 운해맥, 커리맥, 미스터리맥은 존재하는 지역이 따로 있고, 찾기가 매우 어렵다.

사람들이 해로운 것으로 알고 있는 전자파는 앞에서 말한 유해파를 중화시키면 저절로 없어지는 약한 맥이다. 직접적으로 우리 몸을 병들게 하는 수맥파와 스멀맥, 운해맥, 키리맥, 미스터리맥 등을 중화시켜야 예방이 되고, 병이 생겼더라도 치유가 된다. 앞에서도 이야기했지만 나의 아내는 이것 때문에 고생을 했으나 중화를 시킨후 치유가 되어 70대인데도 건강하게 생활하고 있다.

다시 반복하지만 유해파의 영향을 받으면 혈액순환에 불균형을 가져오고, 영양분과 산소를 부족하게 만든다. 인체는 영양분과 산소가 풍부해야 에너지가 충만하여 건강하게 된다. 이것들이 부족하면 시든 사과처럼 피부가 탄력을 잃고, 근육과 신경이 제 기능을 못해서 병이 온다. 산소는 우리 몸을 활기차게 해주는 에너지이므로 이것이 부족하면 물 없는 고기처럼 생명이 위태로워지지만, 중화를 시키면 물 만난 물고기나 식물처럼 생기가 돋는다.

건강하게 살기 위해서는 유해파의 영향을 받지 않아야 되고, 있으면 중화를 시켜야 한다. 중화시키기 위해서는 전문가의 탐사가 필요하지만, '유해파제로정'을 사용하면 탐사를 하지 않아도 가능하다. 생활하고 있는 방의 모서리마다 제품을 놓기만 해도 효과를 볼수 있다. 또 집 전체를 중화시키려면 평수가 작은 집은 네 모서리에 놓아도 되지만, 20평 이상이면 밭전(田) 자로 놓아야 된다. 이 제품에서는 강력한 에너지가 나오므로 평생 동안 병 없이 살 수 있다. 건강하게 살기 위한 투자를 하면, 우선은 돈이 필요해도 실속이 있는 것이다.

돈을 들이지 않고 중화시키려면 한글 문자파장을 사용해도 된다. 여기에 반응하는 문자는 '큐ㅎㅏ가ㄱ7ㅛ'인데, 글자와 자음, 모음, 숫자를 병합한 것이다. 이 문자를 써서 방의 네 모서리에 붙이면 중화가 된다. 이 방법은 미신이나 부적이 아니라 실험을 거쳐 검증된 한글의 문자파장이다. 실익이 없는데도 왜 공개하는지 의문을 가질 수 있다. 이유는 많은 사람에게 혜택을 주기 위해서이다.

한글은 무한한 우주의 에너지가 봉입된, 하늘이 내린 문자라고 했다. 때문에 자음과 모음, 숫자를 병합하면 엄청난 에너지가 방출된다. 나는 이것을 알아내기 위해서 숱한 실험과 검증을 거쳤으며, 많은 이들이 이것을 설치하고 병이 낫는 것을 확인했다. 그리고 여러 부분에 무한한 가능성이 있다는 것이 확인되었다. 그래서 한글은 하늘이 내려준 글자라고 하는 것이다.

다시 말하지만 '큐ㅎㅏ가ㄱ7ㅛ'에서는 유해파를 중화시키는 파장이 나온다. 이 원리를 허황된 소리로 받아들여서는 안 되며, 지금까지 가지고 있던 고정관념에서 벗어나야 한다. 진실은 복잡한 데 있는 것이 아니라 우리가 무관심하게 생각하는 단순한 곳에 있다. 사람의 몸을 하나의 기계처럼 생각하는 현대의학에서는 병에 대한 원인을 정확하게 모른다. 그래서 몸에서 어떤 요인 때문에 병이 생기는 것이라고 말한다. 우리 몸은 유해파의 영향을 받지 않으면 저절로 병이 생기지는 않는다는 것을 유념하기 바란다.

이 원리를 이용하여 병원에서 병명도 모른다는 아내의 병을 고쳤으며, 전국 각지를 다니면서 병원에서 포기한 환자를 고친 지가 20여 년이 넘었다. 이미 앞에서 설명했지만 여러 병원의 검사에서 아내의 병이 왜 왔는지 모른다고 했다. 그래서 치료도 소용이 없었다. 그것이 수맥 때문인 것을 알고, 공부를 하게 된 계기가 되어 내 손으로 중화시킨 후 건강을 찾은 것이다.

병원에서는 병명도 알 수 없다는 병이 수맥 중화로 깨끗이 치유되는 것을 보고 연구에 몰두하게 되었으며, 전국을 다니면서 많은 환자를 치유하게 되었다. 이제는 유해파 중화가 천직이 되었으며,

병을 고치는 한글파장 그리고 인체의 구조

나이가 많지만 건강이 허락하는 한 계속하려고 한다.

그 당시 아내의 나이가 50이었는데 지금은 70이 넘었다. 20년이 지났는데도 운전을 하여 장거리를 가는 등 열심히 활동하고 있다. 이것 모두가 유해파를 중화시킨 덕분이며, 우주의 무한한 에너지를 받은 은덕이다. 유해파를 중화시킨 후 치유된 사례는 각지에 수없이 많으며, 믿고 중화만 시키면 혜택을 받는다는 것을 체험했다. 이것은 현대과학의 입장에서는 이해를 할 수 없는 자연치유인 것이다.

과학은 대부분 눈으로 확인할 수 있는 부분에서만 그 원리를 찾으려고 한다. 그렇기 때문에 우주의 무한한 에너지가 어떤 작용을 하여 시공간을 초월해서 목표 지점까지 도달되는지 그 원리를 모른다. 기존에 과학이라고 믿었던 것이, 새로운 이론이 밝혀지면 슬며시 꼬리를 감추는 것이 현재의 과학이다.

진리는 변함이 없어야 하는데 과학은 진리가 아니기 때문에 무조건 믿어서는 안 된다. 물론 과학이 우리 삶에 편리함을 가져다준 것은 부인할 수 없다. 그러나 아무리 과학으로 증명된 것이라고 해도 삶에 도움이 되는지, 또 변함이 없는 것인지를 알아보고 선택을 해야 한다. 과학으로 증명되지 않은 것 중에도 우리에게 도움을 주는 것은 무수히 많다.

우리는 과학이라고 하면 절대적인 것처럼 생각하는 경향이 있다. 그와 같이 의사라고 하면 모든 병을 고칠 수 있다고 생각하기 쉬운데, 지나친 착각이다. 병을 치료하는 것은 의사의 전유물이라고 생각하지만 병을 완전히 고칠 수가 없을 뿐더러 뿌리를 뽑지 못한다. 그러나 환자나 의사는 호전된 것을 치료로 착각하는 것이다. 병을 고쳤으면 약을 먹지 않아야 하고, 재발이 되지 않아야 한다. 그러나 평생 약을 먹으라 하고, 또 재발이 되는 것은 왜일까?

유해파를 중화시키면 약을 먹지 않아도 치유가 될 수 있고, 재발이 되지 않는다. 이 방법은 자연의 원리를 따르는 것으로 제품에서 나오는 에너지가 중화의 효력을 가져오기 때문이다. 그리고 환자의 면역력을 증강시켜서 병을 치유되게 하는 것이다. 현대의학의 치료 방법과는 상반된 원리라고 할 수 있다.

때로는 현대의학의 치료도 필요하지만, 병의 뿌리까지 뽑았다고 생각하면 큰 오산이다. 치료는 자연의 원리를 따라야지, 약으로는 고칠 수가 없다. 완전한 치유를 위해서는 약에 의지하지 않고 스스로 고칠 수 있는 환경을 만들어야 한다. 그러기 위해서는 원래의 인간생활로 돌아가 자연에 순응하며 살아야 한다.

자연의 에너지는 우주가 인간에게 베푸는 기운(氣運)이기 때문에 주파수만 맞으면 얼마든지 혜택을 볼 수 있다. 그러기 위해서는 우주의 무한한 에너지를 신뢰하고, 선한 일을 하면서 이것을 좋은 일에 사용하겠다는 마음을 가져야 한다. 그 방법은 참마음을 가지고 진실하게 살면서 우주의 에너지와 서로 교류하면 된다. 남을 배려하고 사랑하면서 우주의 무한한 에너지가 내 병을 치유하여 건강하게 되었다는 믿음을 가져야 한다.

우주는 상생의 에너지로 꽉 차 있다. 그것이 내 몸과 사업에 좋은 기운을 가져와서 건강하게 하고, 사업을 성공으로 이끈다. 그러나 대부분 몸이 아프면 스스로 고칠 생각은 하지 않고 의사에게 자기 몸을 맡기는데, 이것은 주인이기를 포기하는 행동으로 내 몸을 의사의 손에 맡긴 채 구경만 하는 꼴이다. 이런 것을 '주객이 전도'되었다고 하는 것이다.

또 사업을 해도 자기의 운과 실력만 믿고 우주의 도움을 청할 생각을 하지 않기 때문에 결국 실패로 이어진다. 그러나 우주의 도움을 청하면서 열심히 노력할 때 우주의 무한한 에너지가 성공으로 이끌어준다. 그러므로 자만심을 버리고 겸손해야 하며, 예수님의 말씀처럼 이웃을 내 몸과 같이 사랑해야 한다.

지나친 욕심은 화를 가져오기 마련이다. 옆 사람은 굶고 있는데도 쌓아두는 것이 인간의 심리라고 하지만, 내게 필요한 것은 지금 쓸 돈만 있으면 만족해야 한다. 미래를 위하여 쌓아둔다고 하지만, 오늘 사용할 돈만 매일 지속되면 되는 것이다. 내일은 불확실하기 때문에 오늘을 즐겁게 살아야 행복하다. 그릇도 차면 넘치는 것, 비워야 다시 채울 수 있으므로 가난한 사람을 돕는 자세를 가져야 채울 수 있다.

우주의 무한한 에너지를 받으려면 참마음을 갖는 것이 중요하다. 참마음은 남을 내 몸같이 사랑하고 진실된 삶으로, 지나친 욕심을 버리는 것이다. 남을 속이지 말고 긍정적인 마음을 가지며, 모든 일에 감사할 줄 알아야 한다. 그리고 험담을 하지 말고 남을 함부로 판단해서도 안 되며, 언제나 바른 생활을 해야 된다. 이것이 우주가 바라는 참마음이다.

우주는 우리가 잘되기를 바라고 있다. 그러나 이기적인 마음으로 나만의 이익을 위해서 살기 때문에 불행을 겪는 것이다. 이런 마음은 하늘의 뜻에 반하는 행위이며, 이기적인 마음 때문에 도움을 받을 수가 없다. 그렇게 살면 자연히 아픈 데가 생기고, 사업에 애로가 많아진다. 재물을 쌓으려 하기보다 서로 나누면서 이타적인 마음을 가지고, 순리대로 살아갈 때 우주의 에너지가 나를 돕는 것이다.

또 내가 싫어하는 것은 남에게 요구해서는 안 되며, 이웃의 어려움에 도움을 주면서 좋은 것을 나눌 줄 알아야 행운이 따른다. 이것이 진정한 사랑이고, 결국 그 사랑이 자신을 위한 것이 된다. 남을 사랑하지 못하는 사람은 자기도 사랑할 수 없다는 것은 불변의 원칙이다.

우리 몸은 60조 개의 세포로 이뤄져 있고, 70%가 물이다. 물은 정보에 반응하기 때문에 아름다운 말을 할 때 좋은 육각수로 변한다고 했다. 즉 '사랑합니다', '감사합니다', '아름답습니다' 등 긍정의 말을 할 때 육각수가 되어 내게도 도움이 되는 것이다. 그러나 '죽일 놈', '망할 놈', '미워 죽겠어' 등 부정적인 말을 하면 물의 구조가 흉하게 변하여 해가 된다.

이것은 실험을 통하여 밝혀진 결과이다. 남에게 긍정적인 말을 하면 상대뿐만 아니라 내 몸에 있는 70%의 물이 육각수로 변하여 건강을 돕는다. 우리 몸의 구조는 복잡하면서도 그 신비를 알 수 없는 창조주의 걸작품이다. 그러나 우리는 내 몸의 구조가 어떻게 되어 있는지도 모른 채 무관심하게 지내다가 병이 생기게 된다.

유해파 때문에 병이 온 사연

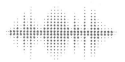

　　　　수맥의 전문가라고 하면서 병을 앓았다고 하면 내가 주장하는 원리를 비웃을 것이다. 수맥을 완벽하게 중화시켰는데도 병이 온 것을 나도 이해할 수가 없었다. 나 스스로 그렇게 생각했다면 다른 사람들은 더 납득이 안 갈 것이다. 그것은 내가 수맥 외에 다른 맥이 있다는 것을 미처 몰랐기 때문이다.

　나는 10년 동안에 뇌경색을 세 번이나 앓았다. 2011년도 초에 경기도에 있는 암 환자를 돌보기 위해 당일로 다녀온 이튿날 병이 왔다. 그날은 점심을 먹을 시간이 없어 굶은 채로 집에 왔는데, 자고 일어나니 몸이 이상한 것 같아 병원에 갔다. 이웃에 방해가 될까봐 아무도 모르게 택시를 타고, 병원에 가서 검사를 한 결과 뇌경색이라고 한다.

　간단하게 치료만 하면 괜찮을 것으로 알았지만, 입원을 해야 된다고 말하는 것이다. 의사의 뜻에 따라 중환자실에 입원을 했는데, 치료를 받을수록 더 심해진다. 간호사는 그 병상에 입원한 환자 모두가 더 심해진다고 한다. 이상해서 부축을 받아 탐사를 해보니 수맥이 심한 자리였다. 그래서 2인실로 바꿨는데 다행히 비어 있어서 혼자 사용하게 되었다.

입원실을 옮겼지만 이미 증상이 악화된 상태라서 빨리 좋아지지를 않는다. 간단한 치료로 회복될 줄 알았던 것이 한 달이나 입원을 한 것이다. 병원에서는 이제 사회생활은 할 수 없을 것이라며 마음을 굳게 가지라고 한다. 다행히 3월 초에 퇴원을 하게 되었고, 퇴원 후에는 단식원에서 일주일을 보냈다. 그곳 원장이 하는 말이, 응급조치만 하고 바로 왔으면 쉽게 회복시킬 수 있었을 것이라고 한다.

복병은 곳곳에 숨어 있었다. 맨발로 자갈밭을 걷고 계단에 올라오다가 잘못하여 뒤로 넘어졌다. 그곳에 돌이 있었는데, 하마터면 머리를 돌에 박을 뻔했다. 그 때문에 상처가 나고, 다리를 절게 된 것이다. 다행인 것은 같이 단식하던 D콘도의 회장이 자기 집에 수맥이 많다며 유해파제로정을 수백만 원어치 구입해줘서 횡재를 했다.

그 당시 살던 곳이 해운대였는데 도시에 살기가 싫어져 시골로 가야겠다는 결심을 했다. 그래서 여러 지방을 다녀봤지만 마음에 드는 곳이 없었다. 수도권에 자주 다녀야 하므로 열차를 탈 수 있는 곳이라야 했다. 마침 밀양의 한적한 마을에 주택이 매물로 나와 계약을 하고 이사를 하게 되었다.

불행은 행복의 시작이라는 말처럼 그때 서울 P방송에서 특강 의뢰가 왔다. 그래서 두 달 후에는 가능하다고 했다. 5월에 2회에 걸쳐 특강을 했는데, 그 내용이 전국에 방송되어 주문이 쇄도했다. 그 덕분에 주택을 헐고 연구실을 짓게 되었고, 중화 의뢰가 계속되어 경기도 파주에서부터 제주도까지 전국 방방곡곡을 다녀야 했다. 그렇게 무리를 하다 보니 건강이 염려가 되었지만, 몇 년간 잘 견뎌내고 있었다. 그러나 건강은 아무도 장담할 수 없는 것이다. 우리말에 '건강할 때 건강을 지켜야 한다'라고 했는데, 내게 맞는 말이 되었다.

병을 고치는 한글파장 그리고 인체의 구조

결국 염려하던 것이 현실이 되어 2018년 10월에 2번째로 뇌경색이 왔다. 그날은 서울에 2군데 약속이 되어 첫차를 타고 서울역에 도착했다. 한 곳은 서울의 동쪽이고, 한 곳은 서쪽이었다. 전철을 3번이나 갈아타고 약속 장소에 도착하여 중화를 시키다 보니 점심때가 지났다. 서쪽에 있는 두 번째 집과 약속한 시간에 맞추기 위해서 점심을 굶어야 했다.

서둘러 전철을 몇 번 갈아타고 목적지에 도착하여 중화를 시키고 돌아오려는데, 딸의 집도 중화시켜줄 것을 요구한다. 예약한 열차 시간은 변경이 가능하지만, 극도로 피로하여 더는 할 수가 없었다. 그래서 안 된다고 거절했더니 앞을 가로막으면서 못 가게 하여 어쩔 수 없이 중화를 시켜주고 막차를 타고 내려왔다.

그 때문에 과로하여 다시 입원을 하게 된 것이다. 아내는 쉬라고 병이 온 것이라며, 억지로라도 쉬어야 된다고 위로를 한다. 한동안 중화시키지 않고 쉬어야 하는데, 고객들의 성화에 못 이겨 다시 중화시킨 것이 문제였다. 지금 생각하면 몸을 돌보지 않은 것이 후회가 된다. 이것 때문에 다시 병이 오리라고는 생각을 못 했던 것이다. 내가 생각해도 미련한 행동이었음을 고백한다.

세 번째 병이 올 때는 아무런 증상을 못 느꼈는데, 갑자기 온 것이다. 책상에 앉아서 컴퓨터를 하고 있었는데, 갑자기 어지러워지면서 구토가 났다. 화장실에서도 어지러움과 구토가 계속되었다. 진정을 하고 책상에 앉는데 또 어지러워서 넘어졌다. 아내는 외출하고 혼자 있었는데, 그냥 있어서는 안 될 것 같아 119를 불러 병원 응급실로 갔다.

병원에서는 검사 결과 아무런 증상이 없다며 가라고 한다. 그래서 병원 문을 나서는데 어지러워 또 쓰러졌다. 밀양에서 가장 큰 병원인데도 원인조차 찾지 못한다. 연락을 받고 아내와 막내딸이 달려왔다. 응급차를 불러서 부산에 있는 D병원 응급실로 갔는데, 병실이 없다며 입원을 하려면 1인실에 하라고 한다. 사정을 하여 4인실에 입원을 하게 되었다.

입원 후에 병실을 살펴보니 비어 있는 침대가 여러 곳 있었다. 병실이 없다고 한 것은 1인실에 입원시키기 위한 상술이었다. 돈을 벌기 위해서는 의술은 뒷전으로 물러나야 한다는 것을 알았다. 그런 행위를 보고 의술이 아니라 상술이라고 느껴졌으며, 이런 곳에서 옳은 치료를 할 수 있을까 하는 생각이 들었다. 그래서인지 입원하여 치료를 할수록 병이 악화되어 없던 병까지 생겼다.

그동안 정상이던 눈과 귀뿐만 아니라 방광에도 문제가 생겼다. 원인은 유해파 때문이었다. 병원 침대에 수맥만 있는 것이 아니고, 다른 맥까지 감지가 된다. 이것들이 영향을 끼쳐 악화된 것이다. 서둘러 퇴원을 하려고 했으나 허락을 하지 않아 2주 만에 퇴원을 했다. 병을 치료한 것이 아니라 다른 병까지 얻어서 온 것이다.

마침 지인이 해운대에 치료 잘하는 곳이 있다며 소개를 한다. 그곳은 내가 밀양으로 이사 오기 전에 살던 아파트 앞에 있었는데, 시각장애인이 운영하는 곳이었다. 거기는 병원이 아니라서 의료보험이 안 되어 비싼 것이 문제였고, 웬만한 사람은 돈 때문에 치료를 받을 수 없는 곳이었다. 나는 다행히도 원장이 내가 개발한 '유해파 제로정'의 성능을 알아보고, 수천만 원 되는 치료비 중 2/3는 현금 대신 제품으로 결제할 수 있도록 배려를 해서 무사히 치료할 수 있었다.

그곳에서 진맥 결과 몸에 독이 쌓여서 병이 온 것이라고 한다. 병원에서 처방한 약을 분석해보더니 오히려 독이 쌓인다며 끊으라고

병을 고치는 한글파장 그리고 인체의 구조

한다. 나는 그 말을 듣고 약을 끊었으며, 약을 먹지 않은 지가 몇 년이 되었다. 그런데도 아무런 해가 없고 건강이 좋아진다. 치료는 일주일에 2번씩 8개월을 했다.

나는 틀림없이 내가 모르는 유해파가 있어서 영향을 끼쳤다고 생각되어 매일같이 집을 탐사해보았다. 그 결과 이상한 맥이 감지되어 스멀맥이라고 부르게 되었다. 그 후에도 탐사는 계속되어 또 다른 맥을 찾게 되었는데, 이 맥은 상류와 하류가 없는 것이 특색이었다. 이것을 운해맥이라고 부르게 되었는데, 스멀맥보다 훨씬 강한 맥이었다.

어느 날 함양에 가는데 수시로 몸에 충격이 온다. 이상해서 집중하여 탐사를 해본 결과 또 다른 맥이 감지된다. 이것은 오스트리아에서 출생한 케테 바흘러가 주장하는 커리맥이었다. 오래전에 책을 통하여 알았지만, 그동안 무시했던 것이다. 이 맥은 집집마다 한두 맥씩 없는 집이 없을 정도로 흔하고 강한 맥이다. 이 맥 역시 상류와 하류가 없어서 어느 방향이나 한 곳만 중화시키면 된다.

유해파의 종류는 참으로 많다. 앞에서 이야기한 것 외에 미스터리맥도 발견되었다. 유해파를 전부 중화시켰는데도 몸에 반응이 와서 새벽에 일어나 집 전체를 탐사했다. 그랬더니 이상한 맥이 잡힌다. 이것은 알 수 없는 맥이라서 미스터리맥이라고 부르기로 했다. 이것까지 중화시키니 몸이 좋아진다. 그동안 이것들의 영향을 받고 있었는데, 다른 맥만 탐사하여 중화시켰던 것이다.

수맥 전문가라도 이런 것들이 영향을 미친다는 것을 모르고 있다. 그래서 수맥만 중화를 시키기 때문에 실패를 하는 것이다. 나도 그 때문에 효력이 떨어지는 경험을 많이 했다. 지금은 모든 맥을 총망라하여 탐사를 하고 중화시킨다. 그 결과 병원에서 못 고치는 병도 낮고, 잠자리가 그렇게 편할 수가 없다는 소리를 듣는다. 내가 아팠던 것이 계기가 되어 이와 같은 맥을 찾을 수 있게 되었다.

　인간의 몸에는 예고 없이 병이 찾아온다. 그러나 깊이 생각해보면, 잠자리에서 불편함을 느꼈는데 무관심하여 병이 난 것이다. 그것이 병이 올 징조였지만 대수롭지 않게 여겼던 것이다. 내 몸은 내가 사랑하지 않으면 어느 누구도 사랑할 수 없다. 아내가 나를 사랑한다고 해도 나의 몸속에 어떤 변화가 일어나고 있는지 모른다. 오직 자신만이 알 수 있는 것이다.

　자신의 몸을 사랑하려면 내 몸이 어떤 구조로 되어 있고 어떻게 작동하는지를 알아야 한다. 그래야 자신의 몸이 어떻게 변화되는지 알 수 있고, 내 몸을 사랑하여 남도 사랑할 수 있는 것이다. 아래에 중요한 몸의 구조와 내 몸을 건강하게 하는 명상법을 설명해놓았다. 이것을 알아야 몸에 대하여 관심을 가질 수 있고, 건강하게 살 수 있는 것이다. 우리의 몸은 유해파를 중화시키고 명상을 하면 병원의 도움을 받지 않아도 건강하여 장수할 수 있다.

유해파 때문에 오는 증상들

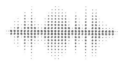

　　유해파는 만병의 근원이라고 설명했다. 잠자리나 오래 머무는 자리에서 유해파의 영향을 받으면 병이 나는 것은 물론 사업이 안되거나 상스러운 일이 생긴다. 가장 조심해야 할 것은 잠자리와 오래 머무는 자리의 유해파이다. 몸이 아프면 고통만 받는 것이 아니라 사업이나 하는 일에도 어려움을 겪게 된다.

　우리가 눈여겨볼 것은 건강하고 장수하는 사람이 거주하는 집이다. 그곳은 유해파가 없고 에너지가 충만한 곳으로, 그런 집에 살면 아픈 데가 없어서 수명이 길어진다. 유해파가 많으면 인위적으로 중화를 시켜 유해파의 영향에서 벗어나야 한다. 그렇게 하면 안전하게 살 수 있는 것이다.

　사업이나 장사가 안된다면 집이나 공장, 사무실과 점포에 유해파가 있을 수 있으므로 탐사를 해봐야 한다. 또 꿈에 죽은 조상이 춥다면서 초라한 모습으로 나타나면 집이나 산소에 유해파가 있다고 봐야 한다. 산소(묘지)에 유해파가 많으면 잔디가 자라지 못하고, 쑥이나 잡풀이 잘 자란다.

　만약 집안에 일어나서는 안 될 일이 생기거나 산돼지가 봉분을 헤집어놓으면 산소에 유해파가 심한 것이다. 그럴 경우 유해파를 탐사하여 중화를 시켜야 안전하다. 어떤 좋지 않은 일이 일어나는 것은 우연이 아니라 원인이 있는 것이다. 산소에 유해파가 있으면 조상이 고통 중에 있으니 도와달라며 호소하는 표시이다. 유골이 산화되어 흙으로 돌아갈 때까지는 이러한 일이 계속된다.

아무리 포악한 조상이라도 후손이 하는 일이 안되도록 하지는 않는다. 그러나 죽은 시신은 고통을 주는 것 외에 다른 방법으로는 뜻을 전달할 수 없기 때문에 고통을 주는 것이다. 그래야 조상을 생각하게 된다. 우리말에 집안에 상스러운 일이 일어나면 조상의 산소를 살펴보라고 하는 말이 있다. 집과 사업장, 산소에 유해파가 있으면 시련이 온다. 유해파를 중화시키고, 고통 없는 행복한 삶을 살기 바란다.

유해파의 영향을 받으면 아래와 같은 증상이 있으므로 탐사하여 중화시켜야 안전하다.

각종 질병에 시달리고 고통 중에 지내게 된다.
잠자리에서 깊은 잠을 잘 수 없고, 일어나면 정신이 흐릿하여 머리가 아프다.
불면증과 꿈이 많고 악몽을 꾸며, 헛것이 보일 때가 있다.
병을 치료해도 잘 낫지를 않고 재발되며 난치성 질환을 앓는다.
오후에는 좋아졌다가 밤에 잠자리에 들면 통증이 더 심해진다.
침대에서 굴러떨어진 경험이 있다.
잠결에 일어나서 돌아다니는 몽유병 증세가 있다.
자녀들 성적이 오르지 않고 산만하거나 밖으로만 나돌며, 나쁜 친구와 사귄다.
집에 들어오기가 싫어지고, 밖에서 지내는 것이 편하다.
입맛이 없거나 폭식을 하고, 이유 없이 살이 찌거나 허약해진다.
작은 일에도 화가 나는 등 성격의 변화로 부부나 가족이 잘 다투게 된다.

이유 없이 짜증이 나고 기분이 우울해진다.
병원에서 검사를 해도 이상이 없고, 신경성이라는 등 고통이 있는데도 괜찮게 나온다.
꿈에 죽은 조상의 행색이 초라하거나 죽은 사람이 자주 보인다.
잠을 자면서 낭떠러지에서 떨어지는 꿈을 꾼다.
사업장이나 직장에서 좋지 않은 일이 생기고, 상스러운 일이 계속된다.
집안에 나쁜 일이 계속하여 일어나고, 친지간에 불화가 잦다.

위에서 언급한 증세를 경험하면 유해파가 있다는 것이므로 중화를 시켜야 한다. 이것을 무시하면 언젠가는 병을 앓게 되어 고통을 겪는다. 병이 오기 전에 미리 예방하는 것이 가장 좋은 방법이다. 앞에서 설명한 대로 '유해파제로정'이나 한글 문자파장으로 중화를 시켜 건강하게 살기 바란다. 물질도 중요하지만, 내가 살아 있어야 물질이 필요한 것이다. 내가 건강하지 못하면 어떠한 것도 필요 없고, 행복할 수도 없는 것이다.

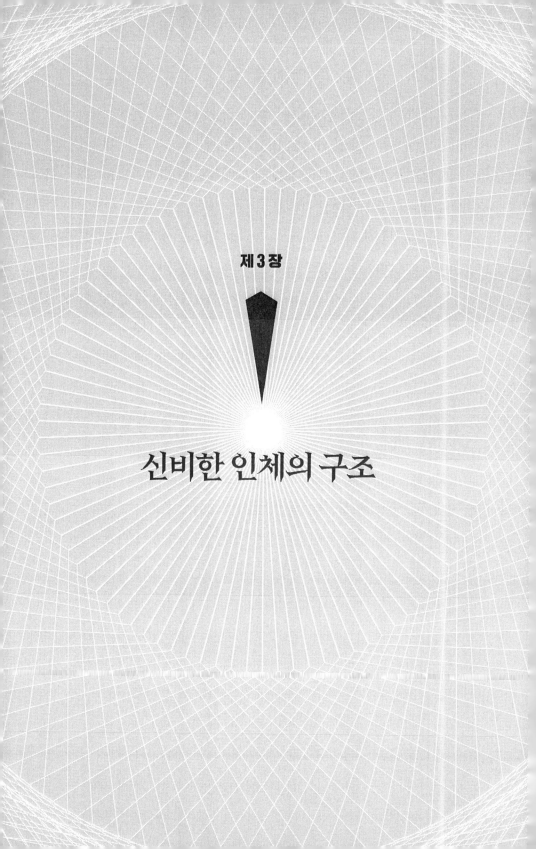

제 3 장

신비한 인체의 구조

나의 몸을 아는 것은
스스로를 사랑하는 일

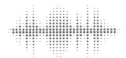

인체의 구조는 참으로 신비하고도 복잡하다. 내가 의식하지 않아도 장과 기관이 저절로 움직여 삶을 영위케 하는 것을 보면 경탄이 절로 나온다. 그것은 자율신경이 작용하기 때문이다. 뿐만 아니라 인간은 병이 나면 약 없이 몸과 마음으로 다스려 고칠 수 있도록 창조되었다. 이는 저절로 되는 것이 아니라 내 몸의 의사인 면역력을 강화시키고, 명상을 해야 한다.

우리 몸은 70%가 물이기 때문에 긍정적인 말을 하면 수분이 육각수로 변하여 건강하게 되지만, 부정적인 말에는 육각이 깨진다. 수분을 육각수로 유지하려면 긍정적인 마음으로 신체의 각 조직에 감사하며 명상을 하면 세포가 힘을 얻어 건강하게 된다. 몸은 육신과 영적인 마음으로 결합되어 있기 때문에 마음이 어두우면 육체도 병이 드는 것이다. 마음은 언제나 맑고 긍정적인 생각으로 사랑의 삶을 살아야 한다.

그러므로 진심(眞心)을 가지고, 진실된 말과 행동을 해야 하는 것이다. 먼저 뇌에서 손끝, 발끝까지 각 장기와 기관을 차례대로 생각하면서 명상을 해야 된다. 언제나 나 자신을 사랑하고, 남도 내 몸 같이 사랑해야 복을 받는다. 남을 사랑한다는 것은 쉬운 일이 아니므로 꾸준한 노력이 있어야 한다. 남을 비난하고 미워한다고 내게 이익이 되는 것이 없으며, 상대의 행동을 이해하고 사랑한다고 내가 손해 볼 일도 없다.

나 자신을 사랑하기 위해서는 몸의 구조가 어떻게 되어 있는지 알아야 하고, 장과 기관이 어떻게 협력하는지를 알아야 내 몸을 사랑할 수 있는 것이다. 이제부터 머리에서 손끝, 발끝까지의 각 기관들이 어떤 기능을 하고 있는지를 알아보고, 감사를 하기로 하자.

그러기 위해서는 인체의 각 기관이 어떤 구조로 설계되어 서로 협력하는지를 아는 것이 중요하다. 인체의 오장육부와 기관들은 독자적인 행동을 하면서도 때에 따라서는 서로 협력을 하고 있다. 어느 기관에 탈이 나면 비축했던 에너지를 방출하여 치료를 잘하도록 돕는다. 그렇게 협력하는 원리를 알기 위해서는 머리에서 출발하여 손끝, 발끝까지 전신을 여행하며 각 부위의 역할을 알아야 한다.

인체는 60조 개의 세포가 모여서 기관을 이룬다고 했다. 이 세포는 각기 하는 역할과 생존 기간이 달라서 수명이 긴 것도 있고, 짧은 것도 있다. 수명을 다한 세포는 다른 세포가 생성될 수 있도록 임무를 위임하고, 죽어서 피부 밖으로 밀려난다. 이 과정에서 정상적인 세포로 형성되지 못하여 변이되면 병이 되는 것이다. 암은 바로 이때 변이된 세포이다.

몸에는 세포만 사는 것이 아니라 세균도 서식하게 되는데, 그 숫자는 세포보다 많다고 한다. 어떤 주장은 100조 개라고 하고, 어떤 주장은 세포 수의 10배라고 한다. 우리의 코 안에 서식하는 균은 900종, 입안에 1,300종, 여성 생식기에 300종, 소화기관에 4천 종이 서식하며, 전부 합하면 1킬로그램이 된다. 그 밖에도 모든 장 안에 서식하므로 우리 몸은 세균과 더불어 살아간다고 할 수 있다.

사람은 매일 세수를 하고 손발을 씻으면서 겉은 깨끗하게 꾸미는데, 속은 세균과 오물로 가득 차 있다. 그러나 이것들이 존재하는 덕분에 삶을 영위하는 것이다. 세균에는 유익한 종과 해로운 세균이 있으며, 중간에서 눈치만 보는 세균이 있다고 한다. 중간에 있는 세균은 기회를 보다가 해로운 세균이 이기게 되면 그쪽 편이 되어 병이 된다. 그러므로 유해파를 중화시켜 유익한 세균을 강하게 만들어야 예방이 되는 것이다.

유해파를 중화시키면 몸 안에 서식하는 해로운 세균의 번식을 저지하고 유익한 세균을 활성화시킨다. 또 면역력을 강화시키고 산소를 많게 하여 혈액순환을 도우며 영양분의 소실을 막아준다. 그러면 몸이 활기차고 건강하게 되는 것이다.

인간의 몸은 60조 개의 세포로 형성되어 한 사람의 몸을 만드는데, 그 신비함은 글로는 표현이 안 된다. 이제부터 머리에서부터 손끝, 발끝에 이르기까지 그 기능을 살펴보고 어떠한 병이 오는지를 살펴보려고 한다. 이 세포들은 독립되어 있으면서도 서로 연결되어 협력을 한다고 했다. 이제부터 세포가 어떤 역할을 하며, 어떻게 협력하는지 온몸의 기관을 향해 여행을 떠나보기로 하자.

병을 고치는 한글파장 그리고 인체의 구조

세포의 신비

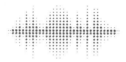

사람은 60조 개의 세포로 구성되어 있다고 했다. 그 시작은 한 개의 수정란에서부터 출발하는데, 우리 몸의 생명체는 세포라는 최소단위로 이뤄져 있다. 이 조직은 인간의 능력으로는 흉내도 낼 수 없는 신비체인 것이다. 세포의 크기는 평균적으로 1/300㎜로 되어 있으며, 내 몸인데도 내가 알 수 없는 불가사의 존재인 것이다.

세포는 인간이 가지고 있는 생명체 중에 가장 작은 조직이 합쳐져 만들어졌는데 이 작은 조직에도 세포핵과 세포질, 세포막이 있어서 이것들이 모여 인체를 구성한다. 시작할 때는 한 개의 수정란이었지만, 계속 분열하여 같은 것끼리 모여 조직이 만들어진다. 여기에 혈관과 근육과 신경다발이 형성되어 서로 협력을 하는 것이다.

세포에는 핵과 막, 질이 있다고 했는데 그 역할에 따라서 상피세포, 근육세포, 섬유아세포, 신경세포, 골세포 등으로 나눌 수 있다. 이것들이 같은 것끼리 모여서 조직을 만들게 된다. 이렇게 모인 세포 덩어리가 뼈나 신경, 근육, 피부, 장기 등이 되는 것이다. 위와 소장, 내장과 혈관같이 속이 비어 있는 기관은 상피조직이라는 세포가 만들게 된다.

근육세포는 수축하는 역할을 하는데 여기에는 평활근, 횡문근, 심근의 세 종류가 있다. 소화기나 혈관 등에 분포하면서 수축 활동을 하는 것은 평활근의 역할이고, 손발이나 얼굴 등 의식적으로 움직이게 하는 것은 근조직이 담당한다. 또 심장 등을 쉼 없이 움직이게 하는 것도 근조직이 있기 때문에 이뤄진다.

신경세포는 외부로부터 오는 정보를 뇌에 전달하여 기억하게 하고, 뇌에서 지시하는 정보를 몸의 각 기관에 전달하여 움직이게 하는 조직이다. 신경조직은 상상을 못 할 정도로 세밀하고 복잡하게 온몸에 퍼져 있다. 이것이 정보를 전달하는 통로가 되는 것이다.

섬유아세포와 골세포는 우리 몸을 지탱하는 지지대 역할을 하며, 기관끼리 연결되어 한 몸이 되도록 한다. 뿐만 아니라 여러 기관이나 조직을 하나로 결합시키는 섬유성분이나 지방질을 만들어 축적하고, 칼슘성분이 있어 딱딱한 뼈를 만드는 것이다.

세포는 자궁에 착상할 때는 한 개로 시작하지만, 그것이 분열하여 두 개가 되고 네 개가 되어 배로 불어나 60조 개가 된다. 세포가 완전히 생성되기 전에는 완벽한 인간이 되었다고 할 수 없다. 60조 개의 세포가 완성된 후에는 수명을 다한 세포는 죽고, 새로운 세포가 생겨서 생명을 유지할 수 있게 한다. 이와 같은 활동이 살아 있는 동안 계속되는 것이다.

이처럼 재생 활동을 거치는 과정에서 불규칙한 세포가 생기면 암이 된다. 이 세포는 정상에서 벗어나 무질서한 세포로 분열하여 활발하게 영역을 넓혀간다. 그 때문에 주위의 조직을 위협하여 혈관이나 림프관 등 다른 조직에 전이되어 확장되는 것이다. 변이되는 것을 막기 위해서는 60조 개의 세포가 나 자신이라는 것을 인식하고, 늘 감사하고 사랑해야 한다. 이와 같은 마음이 세포를 건강하게 만드는 자세이다.

세포가 변이되지 않게 하기 위해서는 유해파를 중화시켜야 한다. 앞에서도 이야기했지만 유해파를 받지 않으면 혈관이 건강해져 혈액순환이 잘되고, 영양분과 산소가 충분해져 건강해진다. 그러면 병이 오지 않고 천수를 누릴 수 있는 것이다. 장수하는 사람은 잠자리에서 유해파의 영향을 받지 않는다는 것을 유념하기 바란다.

기관에 정보를 전달하는 뇌

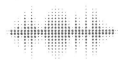

　　　　　내 몸이면서도 몸의 장과 기관들이 어떻게 형성
되어 있고, 어떤 역할을 하는지 잘 모른다. 뇌는 우리 몸의 각 기관
에 정보를 전달하는 중요한 역할을 하는 곳이다. 뇌에는 수천 수백
억 개의 신경세포가 연결되어 있으면서 머리에서 발끝까지 정보를
전달하고 있다. 말하자면 전신에 명령을 내려 통제하는 컨트롤타워
이다.

　뇌는 두개골의 보호를 받으면서 몸의 여러 기관에 정보를 전달하
여 지시를 하는 곳인데, 그 덕분에 우리가 희로애락을 느끼게 되고
생명을 유지할 수 있는 것이다. 뇌는 감정을 느끼고 생각하며, 옳고
그름을 판단한다. 뇌의 최소단위를 뉴런이라고 하는데 대뇌와 소
뇌, 뇌간 등 여러 기관에 분포되어 있는 신경세포가 이것들을 느끼
게 한다.

　뇌의 무게는 남성이 여성보다 조금 크다. 사람마다 조금씩 차이
가 나는데, 평균적으로 남성은 1,400g 전후, 여성은 1,200g 정도 되
는 것으로 알려져 있다. 뇌가 크다고 영리한 것은 아니다. 그러므로
뇌의 무게가 더 나간다고 해서 지능이 좋은 것이라고 생각해서는
안 된다.

　　　　　　　　　병을 고치는 한글파장 그리고 인체의 구조

대뇌는 좌우로 갈라져 있는데, 뇌량이 통로 역할을 하여 서로 정보를 주고받기 때문에 하나인 셈이다. 대뇌는 대뇌피질과 대뇌변연계가 합쳐진 것을 말하는데, 크기는 펼쳐질 경우 신문지 한 장 정도이지만 주름이 잡혀 축소되었기 때문에 작게 보이는 것이다. 대뇌변연계는 대뇌피질에 덮여 잘 보이지 않는다.

소뇌는 대뇌 뒤쪽 아래에 자리하고 있는데, 전체의 반이 신경세포이다. 무게는 뇌 전체의 10%정도를 차지하는데, 성인 기준으로 남성이 135g, 여성이 120g이다. 그리고 뇌간은 사람의 엄지손가락만 한 크기로 무게는 약 200g이 된다. 뇌 전체를 버섯에 비유하면 뇌간은 몸통이 되는 셈이다.

우리 몸의 세포는 재생이 되는 기능을 가지고 있는데, 신경세포는 태어날 때의 세포만을 사용하다가 30세가 넘으면 20만 개까지 줄어든다. 이것은 몸의 구조가 원래 그렇게 되어 있기 때문이다. 그러나 노력하기에 따라서 진행을 다소 늦출 수 있다. 그 방법은 평소에 뇌를 자주 사용하는 것이다. 뇌는 사용하는 만큼 그 범위가 넓어지게 된다.

뇌는 전체 혈액의 20%를 사용하는 대식가이다. 혈액은 산소와 영양분을 운반하는 역할을 하는데, 전체 산소의 25%를 소비한다. 만약 뇌동맥이 막히면 '뇌경색'이 오고, 터질 경우에는 '뇌출혈'이 될 수 있다. 중풍이라고 하는 '뇌경색'과 '뇌출혈'은 혈관이 막히거나 터지면 오게 되는데, 이 경우 반신불수가 되는 것이다. 원인은 산소와 혈액의 부족이다.

우리가 두려워하는 치매도 뇌의 혈관에 혈액과 산소, 영양분이 부족하여 뇌의 기능이 마비되어 오는 것이다. 젊은 나이에 오는 초로 치매도 이것이 원인이다. 이러한 증상이 오는 원인은 유해파 때

문이다. 혈관성 치매나 알츠하이머 치매도 유해파가 원인이 되어
오는 것이다.

우리 몸의 각 기관은 대뇌의 명령에 의해서 행동하게 되어 있다.
그러므로 뇌가 탈이 나지 않도록 철저히 관리해야 한다. 뇌의 80%
를 차지하고 있는 대뇌는 표면에 꾸불꾸불하게 주름이 잡혀 있는
데, 이곳이 대뇌피질이다. 여기에는 신경세포가 가득하여 입력된
정보를 판단하고 받아들여서 각 기관에 전달하여 움직이게 하는 역
할을 한다. 말하자면 내 몸을 컨트롤하는 기관인 것이다.

뇌는 우뇌와 좌뇌의 구조로 되어 있는데, 우뇌는 좌측 팔과 다리
를 관장하고 좌뇌는 우측 팔과 다리에 명령을 내린다. 그러므로 뇌
의 반대편 팔과 다리를 주관하게 되므로 탈이 난 수족의 반대편 뇌
가 문제를 일으킨 것이다. 이것은 대뇌피질과 근육의 신경이 뇌의
연수에서 반대편으로 연결되어 있기 때문이다.

사람에 따라 사용하는 뇌의 좌우가 다르다. 우측을 많이 사용하
는 사람이 있는가 하면, 좌측을 많이 사용하는 사람이 있다. 우뇌는
사물을 이미지화하거나 창조적인 발상으로 사람의 얼굴을 식별하
고, 음악이나 그림을 감상하는 등 방향과 공간의 다름을 이해하는
기능을 가지고 있다.

좌뇌는 이론적으로 생각하는 기능을 가지고 있어 듣고 말하기,
읽고 쓰기 등 언어에 관여한다. 숫자를 계산하고 구구단 암기와 과
거를 기억하는 것과 시간을 아는 것, 일에 대한 전후를 아는 것도
좌뇌의 기능이다. 팔짱을 끼었을 때 오른쪽 팔이 위로 올라가면 좌
뇌, 좌측 팔이 위로 올라가면 우뇌를 많이 사용한다고 판단한다.

소뇌는 대뇌의 명령으로 팔다리를 부드럽게 움직인다. 대뇌에서
명령을 내리면 소뇌의 회로가 작은 부분에까지 '움직여라'라는 명령

을 내려 우리가 활동할 수 있도록 한다. 소뇌는 전체 뇌의 10%인데 대부분 대뇌에 덮여 있다. 만약 소뇌에 문제가 있으면 신체의 균형이 깨져 한 발로 서지를 못한다.

또 뇌에는 뇌간이라는 구조가 형성되어 있는데, 여기는 생명활동을 주관하는 신경이 집중되어 있는 곳이다. 대뇌에서 명령이 내려지면 이것을 받아들여 몸 구석구석까지 명령을 하달하는 것도 뇌간의 역할이다. '생명의 자리'라고 하는 뇌간은 호흡을 하게 하고, 심장을 움직이게 하며, 체온을 유지하게 하는 등 생명활동을 하는 기관이다.

대뇌가 활동을 멈추고 뇌간만 살아 있을 경우 '식물인간'이 된다. 만약 뇌간이 죽으면 대뇌도 죽게 되므로 '뇌사'라고 하는 것이다. 뇌간은 간뇌, 중뇌, 연수, 뇌교로 이뤄져 있는데 대뇌는 의식적인 활동에 관여하고, 뇌간은 무의식적인 활동에 관여하는 것으로 알려져 있다.

사람은 매 순간 희로애락을 느낄 수 있도록 창조되어 있다. 그래서 일상생활 중에 쾌감이나 불쾌감, 분노를 느끼게 되는데 이것은 동물적 감각이 있기 때문이다. 그것에 근거하여 기쁜 일과 슬픈 감정을 느끼게 되어 인간다운 면모를 보인다. 인간이기 때문에 이것을 느낄 수 있다고 할 수 있는 것이다.

이러한 감정은 어디에서 생기는 것일까? 쾌감이나 불쾌감 등은 뇌의 시상하부에서 생기고, 기쁨과 슬픔 등은 발달이 잘된 전두엽에서 생기는 것으로 보인다. 만약 전두엽에 장애가 생기면 모든 일에 무관심하게 된다. 이러한 사실로 보아 기쁨과 슬픔 등에는 전두엽이 관여하는 것으로 보는 것이다.

체험한 것을 기억하는 뇌

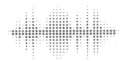

　　사람은 체험한 것을 저장하여 기억을 하고, 기억한 것을 회상하는 동물이다. 그러면 기억과 회상은 뇌의 어느 기관이 하는 것일까? 어떤 기억인지에 따라 기억을 저장하는 장소도 달라진다. 감각기능을 통하여 우리의 뇌에 많은 정보가 들어오는데, 뇌는 이것을 분류하여 오래 기억해야 될 것과 잊어도 될 것을 구분하여 해마와 주변의 신경세포에 전달한다. 그리고 대뇌피질의 연합야로 보내게 되는데, 도중에 90% 이상이 걸러진다.

　과거의 일을 회상하여 기억해야 될 정보는 전두엽과 해마, 두정엽, 측두엽 등에 저장하고, 의식을 하지 않아도 떠올릴 수 있는 정보는 중추신경계에 입력한다. 기억하는 시스템에는 잊어도 될 것과 장기적 또는 단기적으로 기억해야 될 것을 분류하여 저장하게 되는데, 사건에 따라서 기억하는 기관이 다르다.

　기억이 떠오르는 것은 체험하지 않아도 되는 정보, 즉 학문적 지식을 습득하는 기억이 있고, 여행 때에 일어난 체험 또는 사랑하는 사람에 대한 기억과 고통스러웠던 기억 등 에피소드에 대한 기억들이 있다. 이러한 기억들을 의미가 있는 사실기억이라고 한다.

　또 계산을 하고 오락이나 게임의 규칙을 기억하며, 순간적으로

　　　　　　　병을 고치는 한글파장 그리고 인체의 구조

일어나는 생리적이나 육체적 반응을 하는 등 조건반사가 있다. 악기를 연주하는 방법이나 자전거를 타고, 컴퓨터 자판을 누르는 등 한번 습득한 것을 자연스레 기억해내는 숙련기능이 있다. 이 모든 것은 정해진 부위가 아니라 중추신경 전부에 저장되는 것이다.

인간의 창조력은 학교 성적과는 별 관계가 없다. 학생일 때는 성적이 하위권이던 사람이 사회생활에서 창조력이 뛰어나 성공하는 예를 많이 볼 수 있다. 성적이 좋은 사람은 암기를 잘하는 사람이고, 창조력이 뛰어난 사람은 사물의 원리를 아는 사람이다. 그러므로 암기력과 창조력을 겸비한 사람이 성공하게 된다.

진정한 의미에서 머리가 좋은 사람은 새로운 것을 창조하는 사람이라 할 수 있다. 이미 있는 것에서 힌트를 얻거나 전혀 새로운 것을 만들어내는 사람은 머리가 좋다고 볼 수 있는 것이다. 뭐든지 인간이 생활하는 데 실용성과 편리함과 자연의 원리에 맞으면 된다. 전두엽에서 창조력이 생긴다고 보는데, 지성이나 감성, 의욕의 기능을 높이기 위해서는 뇌 전체를 사용하는 것이 좋다.

뇌의 문제로 오는 질병은 많다. 불면증, 치매, 뇌경색, 뇌출혈, 뇌종양, 뇌수막염 등이다. 뇌는 우리 몸을 조절하는 중심 기관이다. 이곳에 탈이 나면 식물인간이 되고 수족이 마비되는 등 기관에 정보 전달이 안 되어 병이 생긴다. 뇌를 많이 사용하는 습관을 들여야 한다.

병을 예방하고 치유하기 위해서는 유해파를 받지 않아야 한다. 만약 유해파가 있으면 필히 중화시켜야 안전하다. 유해파의 영향을 받으면 혈관이 좁아져 혈액순환을 방해하고, 산소와 영양이 부족해지게 된다. 그러면 뇌의 기능이 역할을 못하여 혈관이 막히거나 터지고, 정보 전달이 안 되는 등 뇌질환이 온다.

유해파를 중화시키면 병의 원인이 사라져 치유가 되고, 건강을 회복하게 되는 것이다. 대부분의 사람이 이것을 미신이나 허황된 것으로 생각하여 믿지 않으려고 한다. 그러나 많은 사람들이 병원에서 치료를 해도 해결이 안되던 병이 치유되었다. 유해파를 중화시키면 혈액순환이 잘되어 혈색이 좋아지고, 밥맛이 돌아온다.

사람은 잠을 깊이 자야 건강이 좋아진다. 불면증이 있으면 아무리 비싼 약을 먹어도 효력이 떨어진다. 그러나 유해파가 중화되면 깊은 잠을 잘 수 있고 꿈이 사라지며, 아픈 곳이 회복되어 활기를 찾게 된다. 그러면 건강해져 얼굴의 혈색이 돌아오고 재발이 안된다.

척수란 무엇인가

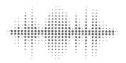

　　　　　척수란 뇌에 연결되어 있는 신경섬유의 다발인데, 대뇌에서 지시하는 명령을 몸의 각 부위에 전달하여 움직이게 하는 역할을 한다. 외부에서 몸에 위험한 상황이 일어나면 적절한 행동을 취할 수 있도록 척수를 통하여 정보가 뇌에 전달된다. 그러면 뇌는 이것을 정리하여 다시 팔다리 등 해당 기관에 전달하는 것이다.

　만약 장애물에 걸려 넘어질 위험이 생기면 피해를 볼 위험이 감지되어 순간적으로 몸을 보호하기 위한 조치를 취한다. 이때 정보를 뇌에 전달하기에 앞서 척수가 먼저 반사운동을 일으켜 막게 된다. 이런 행동은 몸을 보호하기 위하여 척수가 중추 역할을 하는 것이다.

　척수는 뇌와 몸의 각 부위를 연결하는 중요한 회로이다. 그래서 위험한 순간에 몸을 보호하기 위하여 척수가 무의식적으로 움직인다. 예를 들면 유리 조각이나 압정 같은 위험한 물건을 밟았을 때 정보를 뇌에 전달하기에 앞서 척수가 먼저 명령을 내려 위험을 피하게 하는 것이다.

　이것은 회사에서 급한 일을 집행해야 되는데 사장의 결재를 받으려면 시간이 많이 걸려서 먼저 전결로 처리하고, 후에 보고하는 것과 같은 이치이다. 이와 같이 뇌의 명령을 기다릴 시간도 없이 척수가 최단 경로를 통해 바로 지시하여 위험을 피할 수 있게 하는 것이다.

척수의 가운데 부분에는 H자 모양으로 된 회백질이 있고, 그 중심부는 신경섬유로 채워져 있다. 몸의 감각기관에서 신경을 통하여 입수한 정보는 척수에 전달되고, 척수는 대뇌에 전달한다. 대뇌는 다시 정보를 분석하여 정보를 앞쪽으로 내려보내 팔다리 등 담당기관에 명령을 내려 움직이게 하는 것이다.

척수는 신경섬유 다발로 이뤄져 있으며, 길이가 약 45㎝ 정도이고 무게는 약 25g 정도이다. 몸의 좌우로 각 31쌍의 신경이 여러 갈래로 나눠져 몸 구석구석까지 뻗쳐 있으며, 이 정보가 온몸으로 전달되기 때문에 의식을 하지 않아도 움직일 수 있는 것이다.

척수는 반사활동을 하기 때문에 무릎에 충격을 주었을 때 순간적으로 발이 올라간다. 우리가 걸음을 걸을 때 왼발 다음에는 오른발이 자동으로 나간다. 이 같은 행동은 내가 의식하지 않아도 어려서부터 해오던 습관이 척수에 입력되어 뇌의 명령을 받지 않고 움직이는 것이다.

그러므로 척수는 내 몸을 움직이게 하는 정보를 뇌에 전달하고, 위급할 때는 뇌의 지시 없이 바로 명령을 내리는 역할을 한다. 이곳에 염증이 생기거나 탈이 나면 정보 전달이 안되어 여러 기관에 병이 생기는 것이다.

척수에 주로 생기는 질환은 척수염이다. 우리 몸을 지키는 면역끼리 반란을 일으켜 시신경염이나 뇌척수염 등의 병이 오게 된다. 몸을 보호하는 면역이 왜 반란을 일으키는지 원인을 살펴보면, 유해파의 파장이 교란되어 제 기능을 못하게 할 때 일어나는 것이다. 유해파는 혈관과 근육, 신경 등에 이상을 일으켜 예상하지 못한 문제를 야기시킨다.

이것 때문에 운동기능, 감각기능, 자율신경을 자극하여 근력이 약해지고, 자세불안 등 감각에 이상이 생기게 한다. 또 요실금이나 변실금, 변비가 올 가능성과 배꼽 밑으로 감각이 저하되고, 가슴 아랫부분이 저리거나 통증이 오게 된다. 이런 증상이 오는 것은 유해파의 영향으로 척수신경에 이상이 있을 때 일어난다. 이때는 유해파를 중화시키면 증상이 사라져 건강을 찾게 된다.

신경의 구조
(감각, 운동, 자율신경)

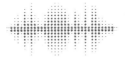

　　　　　몸에는 신경세포가 둘러싸고 있어 오장육부 등
각 기관에 정보를 전달한다. 신경에는 중추신경(뇌, 척수)과 말초신
경 2가지가 있다. 말초신경은 뇌에서 나와 좌우로 12쌍의 뇌신경,
그리고 척수에서 좌우 31쌍으로 나눠진다. 이것을 총칭해서 척수
신경이라고 한다. 신경은 더 가늘게 나누어져 몸의 구석구석까지
뻗어 있다.

　신경은 뉴런(신경세포)이 모여 끈이나 실처럼 되어 있는데, 그 굵
기는 다양하다. 신경에서 정보가 전달되는 속도는 1초에 60m로 빠
른 편이다. 척수신경 31쌍, 뇌신경 12쌍 등 자율신경이 여러 줄기
로 나눠져 온몸을 감싸고 있다. 이것은 손톱과 발톱, 머리카락을 제
외하고 온몸에 분포되어 있다.

　사람의 몸은 거대한 조직체로서 신경계에 의해서 움직이고 통제
된다. 여기에는 중추신경과 말초신경이 있다고 했다. 중추신경은
뇌의 척수, 즉 말초신경에서 제공하는 정보를 받아 알맞은 명령을
내려 몸을 조절하는 중추적인 역할을 하는 곳이다. 뇌신경은 말초
신경에서 나오는 12쌍의 신경이다.

　이것들이 머리에 있는 기관의 기능에 관여하며, 자율신경 역할을

겸하는 것이다. 척수신경이란 말초신경 가운데 있는 척수에서 좌우로 뻗어 있는 31쌍을 말한다. 또 가슴으로 뻗어 있는 신경을 늑간신경이라 하고, 척수의 말단에서 다리로 뻗은 두꺼운 신경을 좌골신경이라고 한다.

감각신경이란 말단에서 받은 정보를 중추로 보내는 역할을 하고, 운동신경은 반대로 중추에서 내린 명령을 말단에 전달하는 역할을 한다. 자율신경에는 교감신경과 부교감신경이 있는데, 각기 다른 역할을 하고 있으면서도 서로의 작용을 조절해주는 것이다.

우리가 보는 것과 듣는 것, 손으로 만져 감촉되는 것과 맛을 알고 냄새를 맡는 것 등은 감각신경이 정보를 뇌에 전달하기 때문이다. 우리 몸이 자극을 받을 때 말단의 감각신경이 뇌에 전달되고, 뇌는 다시 특정 부위에 전달하여 행동하게 한다. 그래서 순간적으로 아프거나 차갑고 뜨거운 것을 느끼는 것이다.

뇌신경 안에는 감각신경이 있는데 냄새를 뇌에 전달하는 후신경, 보이는 것을 뇌에 전달하는 시신경, 청각이나 평형을 유지하며 감각을 뇌에 전달하는 내이신경, 혀로 맛을 느껴 뇌에 전달하는 설인신경 등이 있다. 앞에서 말한 모두가 눈, 귀, 코, 혀, 피부 등에서 외부 세계의 변화를 느낄 때 담당기관이 하는 일이다.

감각기에서 느낀 정보를 감각신경을 통하여 대뇌에 전달하면 뇌는 받은 정보를 분석하여 다시 담당기관에 내려보내게 된다. 이것들이 기능을 하기 때문에 우리가 보게 되고 듣게 되며, 냄새나 맛을 식별하고 감촉되는 것을 느껴 행동하는 것이다.

운동신경은 뇌에서 동작하라는 명령을 내릴 때 움직이게 하는 신경이다. 대뇌피질의 운동야에서 내리는 명령은 소뇌와 뇌간을 거쳐 척수에서 정리하여 팔과 다리, 손 등으로 전해진다. 척수까지 가는 길은 추체인데, 그의 대부분이 연수 아래에서 교차하는 것이다.

즉, 좌뇌에서 명령을 내리면 척수에서 우측으로 교차하는 운동신경에 반응하여 우반신에 명령을 내리게 된다. 그래서 이상이 생긴 뇌의 반대편 수족에 장애가 오는데도 다른 쪽 수족은 전혀 이상이 없다. 이런 경우 반신불수가 된 반대쪽 뇌에 이상이 생겼다고 보면 된다.

우리가 움직일 수 있는 것은 뉴런이 운동신경에 정보를 전달하여 팔다리를 움직이게 하는 것이다. 뉴런은 다발로 되어 있으며 청년기까지는 직경이 두꺼워져 전달되는 속도가 빠르지만, 나이가 들면서 차츰 가늘어져 움직임이 느려진다. 그래서 나이가 많으면 동작이 느려지는 것이다.

우리가 운동을 할 때는 온몸의 신경을 사용하게 되는데, 이것은 대뇌의 동작 명령이 팔다리에 전달되어 움직이는 것이다. 이것을 운동신경이라고 하는데, 말단의 근육과 연결되어 뇌의 신경 신호에 의해 움직인다. 운동을 잘하는 것은 운동신경이 굵은 것이 아니라 연습에 의해서 척수와 대뇌의 반응이 부드러워진 것이다.

또한 우리 몸에서는 자율신경이 생명을 유지하기 위해 쉬지 않고 활동을 한다. 자율신경은 뇌의 명령 없이 스스로 움직이는 신경이다. 우리가 숨을 쉬고 소화를 시키며 움직일 수 있는 것은 자율신경이 있기 때문인데, 내가 의식하지 않아도 스스로 움직이는 것이다.

자율신경에는 교감신경과 부교감신경이 있다. 교감신경은 기능을 촉진시키고, 부교감신경은 억제하여 상반된 행동을 한다. 말하자면 교감신경은 자동차의 속도를 과속시키고, 부교감신경은 안전을 위해 브레이크를 밟아 속도를 늦추는 것과 같다. 그래야 우리가 균형을 유지하며 건강하게 살 수 있는 것이다.

신경은 전신에 퍼져 있는 정보망이다. 몸의 어떤 부분에 탈이 나면 그 사실을 뇌에 전달하고, 뇌는 이것을 분석하여 어떠한 행동을 할지 명령을 내린다. 이렇게 중요한 기관인데 탈이 날 경우 끊어진 전선줄과 같아서 전기가 흐르지 못해 캄캄하게 된다. 그 때문에 병이 생기는 것이다. 신경계의 대표적인 증상으로는 치매와 파킨슨질환, 척수손상 등 여러 가지가 있다.

그러나 현대의학에서는 정확한 원인을 찾을 수가 없다고 한다. 그래서 불치병으로 분류하게 되는데, 원인은 유해파 때문이다. 잠자리에서 유해파를 지속적으로 받으면 신경이 제 역할을 못 하여 정보 전달이 안된다. 그럴 경우 병이 생기게 되는데, 의학적으로는 이 원리를 모르기 때문에 병의 원인을 밝히지 못한다. 중화만 시키면 건강을 회복하게 되는 것이다.

피부의 역할

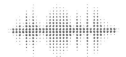

       피부는 우리의 몸에서 '나'라는 몸의 표면을 덮고 있는 가장 넓고 큰 기관이다. 말하자면 자신의 몸을 만들어 형태를 유지해주고 있는 것이다. 피부는 다른 기관보다 빠른 성장을 하며, 평생 동안 성장하여 모습을 유지한다. 피부에는 표피와 안쪽에 진피가 있고, 피하조직이 역할을 잘하도록 도와주고 있다. 손톱과 체모 역시 피부의 일종인 것이다.

  피부는 외부에서 가하는 물리적 충격을 막아주고 체온을 조절하는 중요한 역할을 하며, 이 조직은 여러 세포의 집합체로 이뤄져 있고 세포의 생명을 유지하는 중요한 역할을 한다. 즉, 피부가 나의 장기와 기관들을 보호하고, 나의 모습으로 형성하기 때문에 나라는 존재가 있다고 할 수 있다.

  우리의 몸은 피부가 외부에서 오는 유해물질을 차단하여 내부를 지키는 역할을 하기 때문에 안전하게 살 수 있다, 외부에서 들어오는 열과 빛을 차단하고, 세균과 바이러스의 침입을 막아준다. 그러므로 피부는 일차적인 방위군이라고 할 수 있다. 그러나 표피에는 신경이나 혈관이 없다.

  피부의 면적은 약 1.62제곱미터이고, 중량은 3킬로그램이다. 두

      병을 고치는 한글파장 그리고 인체의 구조

께는 각 부위마다 다른데, 이마가 제일 얇고 발바닥이 가장 두껍다. 부위별로 살펴보면 이마가 약 0.1밀리미터, 눈꺼풀이 0.4밀리미터, 손바닥이 1밀리미터, 발바닥이 2밀리미터가 된다. 만약 피부가 화상 등에 의해 1/3 이상 손상되면 생명 자체가 위험해진다.

피부에는 어떤 충격과 접촉되는 것을 느끼며 차갑고 뜨거운 것을 감지하는 등 외부의 자극을 감지하는 감각기능이 있다. 그래서 여러 가지 자극을 감지하는 것이다. 그러한 기능이 있기 때문에 추울 때는 열을 발산하여 몸을 보호하고, 더워서 체온이 상승하면 땀을 흘려 몸의 온도를 조절하게 한다.

운동을 하거나 주위의 온도가 상승하여 체온이 올라가면 몸 밖으로 열을 내보내기 위해 땀을 흘린다. 그 때문에 체온을 일정하게 유지시킬 수 있는 것이다. 땀은 어디에서 만들어내는가? 진피 내에 있는 표피가 대뇌에 있는 체온조절중추에 정보를 전달하여 자율신경을 거친 후 한선에 명령을 내려 만들어낸 수분이다.

에크린선을 통하여 명령을 받은 한선은 땀을 분비하게 되는데 이때 혈류도 같이 증가한다. 땀을 흘리면 모공과 혈관에서 열을 발산하여 증발시키고, 체온이 상승하는 것을 막아주게 된다. 땀의 성분은 99%가 물이고, 나머지는 염분과 젖산, 그리고 단백질로 되어 있다.

피부에는 5가지 감각을 느끼는 기능이 있는데, 그 수용기능은 다음과 같다. 즉 촉각과 압각, 통각과 냉각, 그리고 온각의 기능이다. 각각의 수행기능을 보면 촉각은 모근 주변에 분포되어 아주 민감하게 작용한다. 피부가 어떤 물체에 접촉되면, 촉각기능의 수용기가 작동되어 접촉되는 것을 느끼게 된다.

압각은 피부에 가해진 압력을 감지하는 역할을 하는데, 가벼운 압력과 강한 압력을 느끼게 하는 2종류의 수용기로 되어 있다. 통각은 통증이 있을 때 느끼게 되는데 강한 자극이 가해지면 반사적으로 방어하는 기능을 한다. 예를 들면 피부에 가시가 박히면 통각이 통증을 느껴 가시를 빼려고 하는 방어반응을 하게 되는 것이다.

또 냉각은 차가운 것이 느껴지면 냉각 수용기가 작용하여 체온을 올리려 하고, 온각은 뜨거운 것이 감지되면 체온을 낮추려 한다. 자극을 받은 각 수용기가 정보를 감각신경을 거쳐 대뇌피질에 전달하면, 이곳에서 '아프다', '차갑다', '뜨겁다' 등의 감각을 느끼는 것이다.

우리가 뜨거운 욕탕에 들어가면 뜨거운데도 아프다고 느껴질 때가 있다. 이런 현상은 냉각이 16도, 온각이 40도 정도에 잘 적응할 수 있도록 만들어져 있는데, 15도 이하이거나 40도 이상이 되면 통각기능이 작용하기 때문이다. 이것은 몸을 보호하기 위한 방어반응으로 이때는 통각이 작용하는 것이다.

때와 여드름 등이 생기는 원인

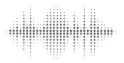

　　목욕을 할 때 피부에서 벗겨져 나오는 이물질을 때라고 한다. 때는 많은 사람이 외부의 먼지 등으로 인하여 생긴 것이라고 생각하기 쉽다. 그러나 그 정체는 죽은 세포의 각질이 때가 되어 벗겨지는 것이다. 피부는 피지로 덮여 매끄럽고 윤기가 나는데, 피지가 없으면 거칠어져 상처를 입기 쉽다.

　표피의 기저층에서는 끊임없이 세포의 분열로 새로운 세포를 만들어 위로 이동시키는데, 이때 가시를 가진 세포로 바뀌는 것이다. 이 세포가 2주 정도 되면 딸기처럼 오톨도톨하게 변하여 세포핵을 잃어 죽게 된다. 그것이 투명한 층이 되어 딱딱하고 얇은 판 모양이 되는데, 세포는 생긴 지 4주가 지나면 때가 되어 떨어지기를 반복한다.

　이것을 때라고 생각하여 벗겨내는데 때는 피부를 보호하는 역할을 하는 것이다. 그러므로 깨끗하게 한다고 속 때까지 벗겨내면 피부가 손상되기 쉽다. 겉 때만 벗기고, 속 때는 남겨놓는 것이 피부를 보호하는 방법이다. 특히 여성들은 목욕할 때 속 때까지 벗겨내려고 하는데, 이것은 피부의 보호를 막는 것이다.

　사춘기가 되면 얼굴에 여드름이 생기게 된다. 그 원인은 무엇일까? 이것은 성장하면서 호르몬의 분비가 활발해져 여드름이 생기는 것이다. 피지선에서 지방분인 피지가 활발하게 분비되어 피부에 쌓이게 되면 이 피지가 출구를 잃어 모공에 쌓여서 굳어진 것을 여드름이라고 한다. 이곳에 세균이 감염되어 곪으면 흔적이 남게된다.

흔히 얼굴에 귤껍질처럼 울퉁불퉁하게 화농자국이 있는 것도 이 때문이다. 피지선은 남성 호르몬이 작용하기 때문에 여드름은 주로 남성에게 나타나고, 뿌리가 깊어 화농되기 쉽다. 얼굴에 여드름이 생길 경우 보기 싫다며 짜는 경우가 있다. 그러면 피부에 흉터가 남는 것이다.

여드름 예방을 위해서는 얼굴을 자주 씻어야 한다. 스팀타월 등으로 얼굴에 마사지하여 모공을 열어주고, 미지근한 물에 비누칠을 해서 씻는 것이 좋다. 피부를 청결하게 하고, 지방질이 많은 식사는 가급적 하지 않는 것이 좋다.

피부에는 스스로 재생하는 기능이 있다. 상처가 나서 세포가 찢어지면 새로운 세포를 만들어 낫게 한다. 피부에 상처가 나서 피가 흐르면 먼저 혈액이 상처 부위를 덮는다. 피가 나는 것은 표피 아래에 상처를 입었기 때문이다. 이때 새로운 세포를 분열시켜 상처를 입은 부위를 복원시키는 것이다.

상처가 나면 혈소판이 힘을 모아 지혈을 하고, 딱지를 만들어 상처 난 곳을 덮게 된다. 딱지가 있는 동안은 그 아래에서 재생활동이 계속되어 치료하고 있는 중인 것이다. 딱지가 떨어지는 것은 세포가 치유되어 재생이 완성되었다는 표시이다. 그때는 딱지가 각질이 되어 저절로 떨어진다. 만약 딱지를 무리하게 뗄 경우 재생을 방해하여 회복이 느려지므로 조심해야 한다.

우리 몸은 춥거나 놀랄 때 소름이 돋을 때가 있는데 이것 또한 몸을 지키려는 방어수단이다. 피부의 털 부분에 있는 임모근이 추위나 공포를 느끼게 되면 자율신경이 수축되고 긴장을 하여 털이 곤두서서 소름이 돋는다. 소름은 피부의 면적을 좁혀 열이 밖으로 나가는 것을 막기 위해 생기는 것이다.

몸 안에서는 체온을 조절하기 위한 열에너지를 만들어 피부가 열을 받으면 발산하게 한다. 그때에 추위나 공포를 느끼어 자율신경이 입모근에 명령을 내려 모공과 땀구멍을 수축시키는 것이다. 추울 때 떨리는 것도 체온을 유지하기 위해 열을 만들려고 활발하게 움직이는 방어반응인 것이다. 그 긴장이 피부에 느껴져 소름이 돋게 된다.

사람마다 피부의 색이 달라 황인, 백인, 흑인 등으로 분류된다. 피부색이 다른 것은 표피 아래에 있는 멜라닌 양에 따라 구별되지만, 세포의 수는 누구나 같다. 피부의 색소를 만드는 세포의 수는 성별, 또는 인종에 따라 다르지 않다. 단지 유전적으로 결정된 멜라닌 색소에 따라 달라지며, 색소가 많을수록 검어진다.

태양광선에는 피부에 해로운 자외선이 포함되어 있는데, 멜라닌이 해를 끼치지 못하도록 보호하는 역할을 한다. 햇빛이 강하면 멜라닌을 많이 만들어 피부를 보호하므로 색이 검어질 수 있다. 멜라닌이 적으면 자외선이 피부 내부로 들어와 손상시킬 수 있는데, 몸에 해로운 태양광선을 흡수하기 위하여 멜라닌을 많이 만들어낸다.

햇볕을 하루 30분 이상은 쬐어야 비타민 D가 생성된다. 그렇다고 해서 햇볕을 많이 쬔다고 좋은 것이 아니므로 피부가 화상을 입지 않도록 적당한 양만 쬐는 것이 좋다. 가능한 정오를 피하고 아침에 해가 돋을 때가 좋지만, 그것이 어려우면 해가 지기 전이 좋다. 햇볕에는 좋은 에너지가 많으나 과하게 쬐면 피부가 손상을 입는다.

손톱과 발톱은 피부의 일종이지만 이미 죽은 세포이기 때문에 잘라도 아프지 않다. 손톱과 발톱에 별 관심이 없을 수 있는데 이것이 없으면 손가락 끝에 힘이 없어서 물건을 잡는 데 어려움을 겪는다. 혹자는 뼈라고 생각하지만 죽은 세포가 변하여 각질이 된 것으로 끝을 잘라도 감각이 없어 아프지 않다.

손톱은 눈에 보이는 부분이 조갑이고, 보이지 않는 부분이 조근이다. 그 아래가 조상이고 뿌리 부분이 조모인데, 손톱은 쉼 없이 만들어져 3개월이면 조모에서 손톱 끝에까지 자란다. 조모가 살아있으면 상처가 나서 손톱이 손상되어도 재생이 된다. 손톱의 색이 분홍으로 보이는 것은 혈관이 비치기 때문이다.

사람의 머리에는 머리카락이 나서 자라는데 각각의 성장주기가 달라서 길이도 다르다. 모발은 매일 자라서 길어지다가 성장을 멈추면 죽어서 빠지는데, 그 자리에 새로운 모발이 자라게 된다. 모발은 부위에 따라 성장주기가 다르다. 눈썹은 3~4개월이면 빠지지만, 머리카락은 3~4개월 정도 살 수 있다.

대머리가 되면 남성답다고 하는 사람이 있다. 이런 현상은 남성호르몬이 많아서 머리카락이 빠져 숱이 적어지는 것이다. 남성호르몬이 많으면 성장을 촉진시켜 수염이나 가슴 털은 많아지는 반면, 머리가 빠져 대머리가 될 가능성이 높다. 이것은 머리카락이 빠진 자리에 다시 나지 않기 때문이다.

그러면 백발은 왜 나는 것일까? 머리카락의 색은 멜라닌 색소의 많고 적음에 따라 결정된다. 멜라닌이 많으면 검은색, 적을 경우 갈색이 되는데 나이가 들면 신진대사가 둔해져 멜라닌을 만드는 능력이 저하된다. 그럴 경우 백발이 된다. 멜라닌이 있던 자리에 공간이 생기고 거기에 공기가 들어가 빛을 반사하여 반짝인다. 그러면 백발이 되는 것이다.

아직 젊은데도 흰머리가 나는 이유는 멜라닌을 만들지 못하기 때문인데, 스트레스가 원인인 경우가 많다. 머리카락이 곧은 것은 황인종에게 많고, 물결 모양의 머리카락은 백인에게 많으며, 오그라든 머리카락은 흑인에게 많다. 머리카락의 숱을 많게 한다고 완전히 자르는 경우가 있는데 그렇게 한다고 숱이 풍부해지는 것은 아니다.

눈은 사물을 인식하는 렌즈다

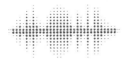

눈을 마음의 거울이라고 한다. 눈이 맑고 광채가 나면 영리하고 마음이 맑다고 보는 것이다. 그래서 사물을 인식하는 데에 가장 먼저 사용되는 것이 눈이다. 눈은 태어나면서부터 가지고 태어나 무엇을 인식하고 기억하는 기능을 한다. 인간으로 태어나 사물을 접하면서 그 용도를 익히는 것이 눈이다.

눈의 구조는 안구의 모양을 유지하는 젤리 같은 물질인 유리체와 수정체의 굴절력을 조정하는 근육인 모양체가 있다. 여기에서는 방수라고 하는 영양분을 만들어 각막 안쪽과 수정체에 공급한다. 또 근육이 형성되어 안구를 원활히 움직일 수 있도록 세 쌍이 연결되어 있다.

또한 시신경이 있어 망막이 수용되어 그 모양을 뇌에 전달하는 역할을 한다. 망막은 안구 안쪽에 유리체를 감싸듯이 붙어 있는데, 카메라의 필름과 같은 역할을 한다고 할 수 있다. 그리고 수정체가 있는데, 이것은 탄성을 가졌으며 주위의 근육이나 모양체의 신축에 의해 두께가 달라진다.

각막은 외부 세계와 안구의 경계로 0.5㎜ 정도의 얇은 막으로 형성되어 있다. 이곳에서 빛이 굴절되어 동공으로 전달된다. 홍채와 동공은 수정체 앞에 있으면서 카메라의 조리개와 같은 역할을 한다. 홍채의 가운데에는 빛을 통과시키기 위한 창과 같은 동공이 있다. 여기에 멜라닌 색소가 많으면 갈색, 적으면 청색의 눈동자가 된다.

이 모든 것을 눈꺼풀이 보호하고 있다. 눈꺼풀 안에는 얇은 막이 형성되어 있는데 이것을 결막이라고 한다. 이곳에서 점액이 분비되어 눈물샘에서 나오는 눈물과 함께 눈을 깜박거려 결막과 각막을 촉촉하게 하여 이물질을 씻어낸다. 눈곱은 점액이 말라서 딱딱해진 이물질이다.

눈으로 사물을 보는 과정을 보면, 처음에는 망막에 물건이 거꾸로 보인다. 그러면 망막에서 신경을 거쳐 대뇌에 상황을 전달하여 인식하게 되는데, 대뇌는 이것을 바로 수정하여 똑바로 보이게 한다. 이러한 작업은 렌즈 역할을 하는 수정체가 초점을 맞춰 유리체에 전달하기 때문이다.

모양체가 긴장을 할 경우 수정체의 침소대에 당김이 풀어져 탄력을 부풀려 렌즈를 두껍게 만든다. 그러면 두꺼워진 렌즈의 곡면이 조여지면서 빛의 굴절력이 확대되는 것이다. 가까운 데를 볼 때는 이러한 과정을 거치지만, 먼 곳을 볼 때는 반대로 이뤄진다.

각막에는 혈관이 없고, 0.5mm 정도의 얇은 막이 있다. 이곳은 대기와 직접 접하기 때문에 건조해지기 쉽다. 그래서 습기와 양분이 필요하게 되므로 모양체에서 방수를 만들어 흡수하게 된다. 산소와 영양분이 충분하지 못하면 각막을 보호하지 못하는 것이다.

눈은 같은 사물을 봐도 양쪽이 미묘한 차이를 보이는데, 두 눈이 한 물체를 보게 되므로 하나의 물체로 합쳐지는 것이다. 우리가 한쪽 눈만 가지고 양손의 검지 끝을 붙이려고 하면 거리감이 정확하지 않아 어긋날 때가 있다. 이것은 각각의 눈이 독립적으로 보고 있다는 뜻이다. 두 눈으로 봐야 서로 부족한 부분을 보충하여 하나의 사물로 보이는 것이다.

각막에서 빛이 망막에 전달되어도 처음에는 먼 곳과 가까운 곳에 있는 사물을 정확하게 구별할 수 없다. 이때 수정체의 두께를 변화시켜 사물에 초점을 맞추면 거리를 알 수 있다. 먼 곳에 있는 물체는 모양체가 수정체를 끌어당겨 빛의 굴절을 작게 하고, 가까운 곳을 볼 때는 그 반대로 작용한다. 이것은 내가 생각한다고 되는 것이 아니라 자율신경의 작용이다.

눈이 흡수한 빛이 어떤 색으로 보이는지 궁금할 것이다. 태양의 빛이 없으면 사물을 볼 수가 없다. 해가 져서 어둠이 깔리면 사물을 식별할 수 없게 된다. 태양이 사물을 비추어 반사될 때 비로소 물체가 보이는 것이다. 태양광선에는 여러 가지 빛 파장이 나와서 사물을 정확하게 식별하게 하기 때문이다.

사물에 따라 짧은 파장이 반사되면 파랗게 보이고, 어느 곳은 긴 파장이 반사되어 붉은색으로 보인다. 빛의 파장을 산출해내는 것은 망막에 있는 시세포가 한다. 색을 감지하기 위해서는 시신경에서 대뇌의 시각야로 파장이 전달되어야 어떤 색인지 식별하게 되는 것이다.

한쪽 눈에만 해도 700만 개의 추상체가 있다고 한다. 이 추상체는 빛이 있어야 움직이므로 망막에 있는 추상체가 빛을 받아들여야 볼 수 있다. 이 망막의 추상체는 신경섬유와 연결되어 있는데, 이것들이 모여서 시신경이 되는 것이다. 인간은 색을 식별할 줄 알기 때문에 사물의 아름다움을 느낀다. 만약 색을 감지하는 추상체가 빛을 흡수하지 못할 경우 색을 식별하지 못하여 색약이 된다. 빨간색을 흡수하는 시세포가 제 역할을 못할 경우 빨간색을 봐도 다른 색으로 보이는 것이다.

사람은 슬프거나 기쁠 때 눈물을 흘리게 된다. 그러나 꼭 슬프거나 기쁠 때만이 아니라 수시로 안약 20방울 정도의 눈물을 흘린다. 눈물은 살균력이 있어서 이물질을 제거하고, 소독 역할을 한다. 눈물은 누선에서 비루관을 거쳐 코로도 나오는데, 이것은 눈과 코가 서로 연결되어 있기 때문이다.

사람이 슬퍼서 울면 눈물이 볼을 타고 내려오고, 콧물이 흐르기도 한다. 이것은 눈과 코가 연결되어 있다는 표시인 것이다. 눈물을 흘리고 나면 후련한 느낌이 있다. 눈물을 흘리는 것은 스트레스가 해소되어 건강에도 좋은 것이다. 고로 슬플 때는 가끔 눈물을 흘리는 것이 건강에 도움이 된다.

눈 쪽에 유해파를 심하게 받으면 시신경과 눈의 기능이 떨어져 다음과 같은 질환이 오게 된다. 많이 오는 병으로는 백내장과 녹내장, 황반변성, 결막염, 시력감퇴 등 많은 종류가 있다. 시력이 떨어지면 사람을 알아보기가 어렵고, 사물을 볼 수가 없어 어두운 밤처럼 될 수가 있다.

인간의 운명은 생각지도 않은 데서 온다. 유해파로 인하여 안압이 높아지고 눈물샘이 건조해지는 등 눈에 질환이 생기면 삶의 질이 떨어지게 된다. 내게는 그런 불행한 일이 없을 것이라고 방심하는 사이에 병은 오게 된다. 미리 유해파 여부를 검사하여 중화를 시키면 건강하고 행복하게 살 수 있다.

소리를 식별하는 귀

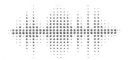

　　　　　인간이 소리를 들을 수 있는 것은 귀가 있기 때문이다. 귀는 소리를 듣는 것뿐만 아니라 균형을 유지하는 역할도 하고 있다. 일반적으로 귀라고 하면 소리를 모으는 귓바퀴를 생각할 수 있지만, 실제로 중요한 역할은 내부에서 듣는 기능이기 때문에 그 구조를 아는 것이 중요하다.

　귀는 소리도 듣지만 몸의 균형을 잡아주는 역할과 기압의 변화에 적응하는 역할도 한다. 이 역할은 귀 안의 평형을 잡아주는 삼반규관에서 하는데, 한쪽이 탈이 나게 되면 다른 쪽에서 역할을 대신하도록 되어 있다. 현기증이 나면 이비인후과에 가보라고 하는 것은 이것을 주관하는 귀에 탈이 났기 때문이다.

　귀를 상징하는 귓바퀴는 작은 소리도 정확하게 잡아내기 위하여 있는 것이다. 그 안에는 림프액으로 가득 차 있고, 전경신경과 와우신경, 고실과 고막 등 복잡한 구조로 되어 있다. 내 몸인데도 내가 모르는 기관이 많으므로 하는 역할을 대충은 알아 둘 필요가 있다.

　그 명칭을 보면 감각세포, 기저막, 이소골, 모루골, 망치골, 등자골, 피하지방 등으로 되어 있다. 와우는 달팽이처럼 뼈에 싸여 있는데 이곳에서 음을 구별한다. 안쪽에는 기저막이라는 조직이 나누어져 있고, 그 위에 음을 잡아주는 세포가 자리하고 있다.

고막의 안쪽에는 콩알 크기만 한 작은 방이 있는데, 이곳은 공기로 차 있다. 여기에서 이관이라는 긴 관이 인후와 연결되어 귀와 코, 입이 서로 통하도록 되어 있다. 코를 너무 심하게 풀면 귀가 멍멍하게 되는 것도 귀와 코가 서로 연결되어 있기 때문인 것이다.

큰 소리와 작은 소리를 분석하는 것은 와우각(달팽이관)에서 한다. 와이도에 들어오는 소리가 끝부분의 고막을 움직여 중이라고 하는 이소골에 전달하면 안쪽의 내이를 거쳐 와우로 들어가서 소리가 식별된다. 그러면 내이신경에서 대뇌의 청각중추로 보내져 소리를 알아듣게 한다. 좌우의 귀에 들리는 소리의 시간이 다르기 때문에 방향을 구분할 수 있는 것이다.

소리가 들리는 경로는 다음과 같다. 맨 처음 귓바퀴가 소리를 모아 와이도로 보내면 외이를 거쳐 들어온 소리는 고막에 의해 진동한다. 소리의 크고 작음에 따라 진동을 달리해 이소골로 보내진다. 이소골은 세 개의 뼈로 연결되어 있고, 망치골과 모루골은 인대라고 하는 근육에 연결되어 있다. 지나치게 큰 소리는 작은 소리로, 작은 소리는 크게 들리게 하는데 인대와 주위의 근육이 작용하는 것이다.

소리의 높고 낮음은 와우의 감각세포를 자극하고, 감각세포는 소리의 높이에 따라 반응하는 위치가 다르다. 높은 음은 입구 부근에서, 낮은 음은 안쪽에서 반응을 한다. 감각세포는 소리를 내이신경을 거쳐 대뇌로 전달하는데 이 일은 와우신경의 역할이다. 그래서 대뇌의 청각야에 소리가 전달되면 무슨 소리인지 판단을 하게 된다.

사람이 의식하지 않아도 바로 서거나 앉을 수 있는 것은 평형감각의 역할인데, 이것을 담당하는 기관은 세 개의 고리로 결합되어 있다. 그래서 삼반규관이라고 한다. 그 중심에는 전정기관이 있는데 둘 다 주머니 모양으로 되어 있다. 속에는 림프액으로 채워져 있고, 몸의 움직임에 따라 림프액이 그 움직임을 감지하는 구조로 되어 있다. 이곳에서 대뇌로 정보를 보내 몸 전체에 균형을 잡을 수 있게 하는 것이다.

높은 산이나 고층빌딩의 엘리베이터 안에서 귀가 멍멍해지는 경우가 있다. 고도가 높아지면 기압이 떨어져 공기가 고막을 누르는 힘이 약해지기 때문에 일어난다. 이와 같은 증상은 안쪽에서 강하게 밀게 되므로 기압의 차이로 멍해지는 것이다. 낮은 데로 내려오면 정상으로 회복된다.

귓속이 건조해지는 것을 막고 먼지를 흡착하기 위하여 점액이 분비되는데, 이곳을 이구선이라고 한다. 이 점액이 먼지나 이물질을 흡착하여 말라서 굳은 것이 귀지이다. 귀지도 두 가지 종류가 있는데, 동양인에게는 가루로 된 것이 많고 서양인에게는 덩어리로 된 것이 많다.

우리가 뜨거운 것을 만졌을 때는 귓불에 손이 먼저 간다. 이것은 몸 안에서 열을 만들어 발산하는 과정에 일정한 체온을 유지하기 위하여 일어난다. 귓불이나 코끝, 손가락과 발가락 끝은 열이 빨리 식기 때문에 차가운 것이다. 이런 행위는 무의식적으로 일어난다.

평형기관과 그것을 전달하는 신경에 장해가 생기면 심한 현기증이 올 수 있다. 대표적인 것이 메니에르병인데, 극심한 현기증으로 보행은 물론 앉아 있기도 힘들며 한쪽 귀의 청력이 떨어지는 경우가 있다. 원인은 평형기관의 안에 있는 림프액이 팽창하면서 내압이 높아져서 오는 것으로 보고 있다.

귀에 생기는 질병 중 흔한 것은 중이염과 이명, 이석, 어지럼증,

청력저하 등이다. 그 외에도 여러 질환이 올 수 있다. 이러한 질병이 오는 것은 잠자리의 유해파 때문이다. 유해파의 영향을 받으면 병원에서 치료를 해도 별 효과가 없다. 방법은 유해파를 중화시키는 것이다.

유해파의 영향을 받을 경우 달팽이관과 고막, 내이도와 외이도 등 기관이 제 역할을 못하는 것이다. 인체는 신비한 기관들의 집합체로 강한 것 같으면서도 한없이 나약하다. 유해파의 파장이 계속해서 교란하면 역할을 못하여 병이 생기는 것이다. 예방과 치유를 위해서는 유해파를 중화시키고, 매일 명상을 하면 된다.

중화시키는 방법은 이미 위에서 설명했고, 명상하는 요령은 아래에서 설명할 것이다. 이 방법대로 중화를 시키고 명상을 하면 틀림없이 좋아진다. 병을 치유하기 위해서는 복잡한 방법을 피하고, 이 책에서 설명한 대로 하면 자연히 낮게 된다. 믿고 실행하여 건강하기 바란다.

생명선인 코의 구조

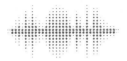

　　　　　　　코는 인간의 생명을 유지해주는 생명선이다.
코가 없으면 입으로 숨을 쉴 수 있지만, 계속해서 입을 벌리고 살
수는 없는 것이다. 코가 있어서 숨을 쉴 수 있고, 얼굴의 균형을 잡
아주는 고마운 존재이므로 감사해야 한다. 코는 얼굴의 중심에 있
으면서 나의 생명을 유지하는 역할을 한다.

　일상생활에서 무관심한 코털 하나에도 하는 역할이 있다. 가장
중요한 부분은 안쪽에 있는 공간인 비강인데, 이곳에는 좌우로 세
개의 주름이 잡혀 충격을 막아주고 있다. 우리가 숨을 쉴 때 공기가
이 공간의 점막을 거쳐 지나가게 된다. 이때 점막이 공기 중에 있는
먼지를 제거하여 정화하고, 차고 더운 것을 조절해준다.

　또 코의 중요한 기능은 온갖 냄새를 맡는 것이다. 수용기가 냄새
를 맡으면 후신경을 통하여 대뇌의 후각야에 전달해 냄새를 구분케
한다. 그러면 대뇌의 후각야에서 분석된 냄새를 관계기관으로 보
낸다. 이때 냄새의 성질에 따라 맛이 있으면 식욕이 증진되고, 맛이
없으면 회피를 한다.

　인간은 원래 자신을 지키기 위하여 후각이 발달되어 있었는데,
문화생활을 즐기면서 퇴화되어 지금의 상태가 되었다고 한다. 동물

병을 고치는 한글파장 그리고 인체의 구조

은 먼 곳에 있는 물체의 냄새도 맡는데 비해 인간은 가까운 곳의 냄새만 맡을 수 있는 것을 보면, 퇴화된 것은 확실한 것 같다.

인간이 맡을 수 있는 냄새의 수용세포가 500만 개인 반면, 개는 1억에서 2억 개가 된다고 한다. 그렇게 많기 때문에 개는 멀리에서 오고 있는 주인 냄새도 맡을 수 있다. 개에 비하면 인간은 극히 제한적이고, 동물에 비해 한계가 있는 것이다. 이것은 성장하면서 둔화되었기 때문이다.

후각이 예민하다 해도 냄새에 오래 젖을 경우 둔해지기 마련이다. 처음에는 안 좋은 냄새라고 느껴지는 것도 시간이 지나면 신경이 둔해져서 느끼지를 못하게 된다. 일산화탄소나 가스에 중독되는 것도 후신경이 둔해졌을 때 일어나는 것이다.

냄새를 맡는 끝부분에 있는 후점막은 얇은 털로 덮여 있다. 그리고 점막에 돌출되듯이 나와 있는데 이 부분에서 냄새를 감지한다. 그러면 감지한 냄새가 후구로 들어가 후신경을 통하여 대뇌로 보내진다. 대뇌는 이것을 식별하여 좋고 나쁨을 식별해 명령을 내려 행동하게 한다. 즉, 후각이나 미각 등을 통하여 특수한 신경세포가 정보를 받아 뇌에 전달되어 명령하게 되는 것이다.

때로는 코가 막혀 입으로 숨을 쉴 때가 있다. 그러면 공기의 흐름이 바뀌어 코안에 깊이 있는 후구에까지 전달이 안되어 냄새를 쉽게 구별 못 하게 된다. 그래서 '킁킁'거리며 냄새를 맡으려 하는 것이다. 이때 깊게 또는 짧게 호흡을 하면 공기가 비강 안에까지 도달하여 냄새를 맡을 수 있다.

그러면 코피는 왜 나는 것일까? 코안에는 온도를 알맞게 유지하기 위하여 혈관이 많이 형성되어 있다. 점막 아래에는 뼈와 연골이 있기 때문에 코를 후비거나 심하게 풀면 혈관이 터져 코피가 나기 쉽다. 이 부위를 카셀비하라고 하는데, 코피가 나는 것은 일시적인 경우가 많으므로 걱정하지 않아도 된다. 그러나 계속해서 피가 흐르면 이비인후과에 가서 진단을 받는 것이 좋다. 머리를 뒤로 젖히거나 솜으로 코를 막으면 멈추기 때문에 걱정하지 않아도 된다.

만약 병원에 가서 처치를 해도 피가 멈추지 않으면 유해파가 영향을 미치고 있다는 증거이다. 유해파를 받으면 상처가 났을 경우 피가 잘 멎지 않을 수 있다. 이때는 유해파를 중화시키거나 그 자리를 벗어나면 피가 멈춘다. 병원에서 고단위 지혈제를 사용해도 피가 멈추지 않아 목숨을 잃은 사람도 있다.

어려운 손님 앞에서 재채기가 나면 미안하기 짝이 없다. 하필이면 그런 자리에서 재채기를 하는 것일까? 재채기를 하는 것은 폐를 지키려고 비강에 들어온 이물질을 제거하기 위한 방어행위이다. 점막은 삼차신경을 거쳐 호흡근과 연결되어 있다. 숨을 쉴 때 먼지나 바이러스를 흡입하여 후점막에 붙으면 삼차신경이 긴장을 하게 된다. 그러면 삼차신경이 자극을 받아 유해물질을 제거하기 위하여 재채기를 하는 것이다.

재채기를 할 때 기도에서 무서운 속도로 공기를 내뿜어 유해물질을 제거한다. 이때 공기를 내뿜는 속도는 시속 160km나 된다고 하는데 상상이 안 된다. 이렇게 해서 이물질을 제거하기 때문에 폐에 지장을 주지 않아서 안심하게 지낼 수 있다. 감사한 일이다.

콧병에는 여러 가지가 있는데 가장 흔하게 오는 것은 알러지비염과 축농증, 비후성비염 등이다. 이 질환들은 주로 만성으로 오게 되는데, 대수롭지 않게 생각하여 치료를 미루게 되면 악화될 수 있다. 이때는 치료를 하면 잠시 효과가 있는 것 같다가도 중단하면 다시 재발한다. 그것은 잠자리에서 유해파를 받기 때문이다.

병을 고치는 한글파장 그리고 인체의 구조

유해파가 있으면 코의 점막을 교란시키고 동공에 염증이 발생하여 고름이 생기는 등 각종 질병이 발생한다. 유해파가 두상으로 지나가기 때문에 불면증이나 귓병이 생기고, 눈과 입에도 질환이 생길 수 있다. 유해파를 중화시키면 이러한 병이 낫게 되는 것이다. 유해파는 만병의 근원임을 기억하기 바란다.

말을 하는 입의 구조

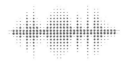

　　　　　우리는 입이 있어서 말을 하고 음식을 먹는다.
입과 혀, 치아는 서로 협력해서 맛을 식별하며, 씹고 부수어 타액과
섞어서 식도를 통해 위장으로 내려보낸다. 이 기관은 삼위일체로
서로 협력을 하지만 맛은 혀가 느낀다. 혀끝에는 미뢰라는 세포조
직이 형성되어 있다. 또 입이 있기 때문에 성대를 움직여 말을 하는
것이다.

　혓바닥에는 단맛과 쓴맛, 신맛과 짠맛, 떫은맛을 느끼게 하는 감
각기관이 있다. 입과 혀 그리고 치아는 음식을 잘게 부수어 삼켜서
위로 보내는 소화계의 첫 단계인 것이다. 혀가 먹을 수 있는 것인
지 아닌지를 판단하여 먹을 수 있으면, 치아로 부수어 침과 섞어서
식도를 통하여 삼키는 것이 소화가 되게 하는 첫 단계라고 할 수
있다.

　혓바닥에는 알맹이처럼 보이는 세포가 많이 있는데, 이것이 맛을
느끼게 하는 미뢰인 것이다. 미뢰는 혓바닥에 4,000~5,000개가 있
는데 맛을 감지하는 역할을 한다. 이것들이 단맛, 쓴맛, 신맛, 짠맛,
매운맛을 알게 하는 감각기관이다. 이곳에 이상이 있으면 맛을 알
수가 없는 것이다.

맛있다고 느끼는 것은 미각의 역할만이 아니고, 후각이나 시각 등도 한몫을 하고 있다. 미각과 후각과 시각이 종합적으로 작용을 하여 맛을 느낄 수 있다. 음식의 냄새나 빛깔, 모양 등에서 맛의 유무가 감별되어 식욕을 느끼게 한다. 그래서 우리말에 '보기 좋은 떡이 먹기도 좋다'라고 하는 것이다.

입 주위에는 표정근이라는 근육이 있는데 이것이 모양을 바꾸어 목소리를 내는 것이다. 입과 혀가 모양을 변화시켜야 각종 소리가 만들어지는 것이다. 혀는 근육으로 되어 있어서 맛을 느끼게 하고, 움직임에 따라 표현을 다르게 할 수 있는 기능을 가지고 있다. 힘든 일이나 운동을 한 후 또는 코가 막히면 무의식적으로 입으로 숨을 쉬게 된다.

입안에는 이하선과 악하선이 있다. 이하선은 투명하여 맑은 효소가 포함된 분비물을 배출하고, 악하선은 끈적거리는 점액과 맑은 성분이 섞인 분비물을 내보낸다. 때문에 침에는 여러 종류의 효소가 포함되어 있다. 누구나 침을 분비하게 되는데, 그 양은 하루에 1~1.5리터가 된다고 한다. 침은 소화를 돕고 항균 역할을 한다.

피부에 작은 상처가 났을 때 침을 바르는 이유는 세균의 침입을 막기 위한 방법이다. 그것은 침이 항균 작용을 하여 세균을 물리칠 수 있기 때문이다. 우리 몸에는 침 외에도 면역력이 있어서 세균이나 바이러스 등 병원균을 물리치는 역할을 한다. 이것이 바로 내 몸을 지키는 건강의 파수꾼이다.

입술은 다른 곳보다 붉은빛이 나는데, 이유는 색소가 적어서 혈액의 빛이 보이기 때문이다. 건강한 사람은 붉은색으로 보이지만, 몸이 허한 사람은 보라색이나 핏기가 없는 사람처럼 보인다. 입술에서 그 사람의 건강 상태를 알 수 있으므로 맨얼굴일 때 유심히 보면 나타난다.

혼히 치아가 건강하면 오복 중의 하나라고 한다. 치아가 탈이 나면 무척 고통스러워 위축될 수 있지만, 건강한 사람은 자신감이 생긴다. 치아는 음식을 잘게 부수어 삼킬 수 있게 만들어주는 역할을 하는데, 치아가 없으면 씹을 수가 없고 발음이 분명치를 못하여 불편을 겪는다.

과연 치아의 구조는 어떻게 되어 있는 것일까? 치아는 치간, 치근, 치육으로 분류된다. 치간은 눈으로 볼 수 있는 부분이고 묻힌 부분이 치근이며, 치육은 땅에 해당하는 잇몸이다. 뿌리를 박고 있는 토대가 탈이 나면 자연히 기둥은 흔들리게 된다. 그래서 치아는 기둥과 같다고 하는 것이다.

치아의 표면은 몸에서 가장 단단한 에나멜질로 되어 있고 다음은 상아질이며, 혈관과 신경이 지나가는 치수, 치근 등으로 되어 있다. 이를 지지하고 있는 치주에 이상이 생기면 이가 흔들리다가 빠지는데, 이때 통증도 같이 온다. 치아는 다른 기관과 달리 자연치유력이 없기 때문에 상하게 되면 의치를 해야 한다. 치아는 음식을 부술 때 나오는 힘이 체중의 힘과 같다.

앞니는 야채나 과일 등 음식물을 씹기 위하여 가위 역할을 하고, 송곳니는 고기나 음식물을 잡아 찢는 칼 역할을 한다. 어금니에는 작은 것과 큰 것이 있는데 작은어금니는 음식물을 찢는 절구통 역할을 하고, 큰어금니는 음식물을 잘게 부수어 소화가 잘되도록 맷돌 역할을 한다.

이는 치육이 감싸고 있어서 단단하게 되어 있다. 그러므로 작은 자극에는 통증을 느끼지 않으며, 딱딱한 것도 씹을 수 있는 구조로 되어 있다. 치아가 망가지면 재생이 안 되어 의치를 해야 되므로 식사 후에는 양치질을 하고, 치과를 찾아 자주 검진하는 것이 예방법이다.

사람이 태어나 초등학교에 입학할 나이 전후에 이갈이를 하게 된다. 이갈이는 여자 어린이가 빠르고, 남아가 늦게 한다. 유아기에는 턱뼈가 작아서 거기에 맞게 젖니가 나지만, 성장하여 턱이 발달하면 젖니는 빠지고 영구치로 바뀌게 된다. 이렇게 해서 영구치로 바뀌기 때문에 얼굴 모양도 바뀌는 것이다.

입에 오는 질환으로는 가장 흔한 것이 구내염이다. 이미 많은 사람이 경험을 했고, 고통을 받고 있다고 생각된다. 구내염은 잇몸이나 볼 등에 염증이 생겨 하얀 막이 덮이는 것을 말한다. 또 충치와 풍치가 생겨서 치아를 발치해야 되는 경우도 있다. 입안에 생기는 병은 대부분이 유해파의 영향을 받을 때 오는 것이다.

잠자리에서 유해파를 받으면 구내염과 충치, 풍치뿐만이 아니라 각종 질병이 생겨서 치료를 해도 잘 낫지를 않는다. 그 때문에 음식을 먹을 때나 양치질을 할 때 통증이 오게 된다. 병원에서 치료를 해도 낫지 않는 이유는 원인이 되는 유해파를 제거하지 않았기 때문이다. 이때는 앞에서 설명한 대로 유해파를 중화시키고, 아래에서 설명한 대로 명상을 하면 예방과 치유를 할 수 있다.

음식물과 공기의 통로인 목의 구조

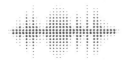

목은 숨을 쉴 때 공기가 들어가며 음식이 넘어가는 통로이고, 말을 할 수 있는 성대가 있는 곳이다. 코와 입이 연결되어 있는 부분에서 기도와 식도가 시작되는 부분까지를 목이라고 한다. 목 안에는 인두가 있는데 음식물은 식도로 넘어가고, 공기는 기도의 통로를 따라 들어갈 수 있도록 조절하는 역할을 한다. 또 성대가 있어 목소리를 내는 기관이기도 하다.

내면의 중앙 좌우에는 두 장의 주름이 있는데, 이것이 소리를 내는 성대이다. 호흡을 할 때는 성문이 열리고 말을 할 때는 닫히는 구조로 되어 있다. 목은 호흡할 때 공기가 들어가는 길이 되고, 음식물이 들어갈 때는 이것이 막혀 음식물의 통로가 되는 관으로 구분된다. 그리고 목소리를 내는 기관이 별도로 있다.

목에는 음식물이 코 쪽으로 들어가지 않게 연구개가 판 역할을 하고 있으며, 음식물이 기관(기도)으로 들어가지 않게 하는 후두개가 있다. 음식을 삼키면 등 쪽으로 움직여 식도의 입구를 확보하고, 숨을 쉴 때는 후두개가 반사적으로 움직여 기도를 확보하는 것이다.

또 목에는 구개편도가 있어서 이물질이 들어오면 세균이 감염되어 염증이 생기기 쉽다. 염증을 일으켜 수술을 할 때 제거하는 부위

병을 고치는 한글파장 그리고 인체의 구조

가 이 부분이다. 편도란 인두에 자리하고 있는 림프조직을 말하는데, 세균에 의한 항체를 만들어 몸을 보호하는 기관이다. 그러므로 함부로 제거하는 것은 위험하다.

호흡할 때 공기의 통로가 되고, 발성이 되는 기관을 후두라고 한다. 이곳을 성대라고 하는데 후두강의 양쪽 벽 사이에 주름이 잡혀 틈이 생긴다. 이곳이 성문이라고 하는 곳인데 공기가 들어오면 열리면서 근육이 돌출된다. 반대로 목소리를 낼 때는 성대가 긴장하여 수축하고 성문이 닫히는 것이다.

목소리는 어떻게 만들어지는지 그 구조를 알아보자. 목소리가 나는 원리는 성대의 진동으로 코와 입을 통해서 소리가 나는 것이다. 닫혀 있던 성문에 날숨으로 인하여 들어온 공기에 부딪히면 성대가 진동하여 소리가 된다. 이 과정에서 나는 소리는 미완성으로 인두, 구강, 비강 등을 거쳤을 때 목소리가 완성되는 것이다.

목소리의 높이는 성대가 진동하는 주파수의 강도에 의해 폐에서 날숨 때 내보내는 공기의 압력으로 결정된다. 코와 입의 공명기에 따라 그 사람의 독특한 목소리가 형성되는 것이다. 발성할 때 성대의 진동수는 1초에 100~300회가 된다고 한다.

성대는 뇌에서 나와 있는 반회신경의 조절로 후두근이 작용하여 생각하는 대로 발성되는 것이다. 뇌가 반회신경을 거쳐 후두근에 명령하면, 후두근은 성대의 주름을 긴장 또는 이완시켜 성대를 조절한다. 그러면 성대가 진동하여 음파를 만들고, 비로소 목소리의 음원이 된다.

진동을 하는 원리는 성대가 긴장을 하게 되면 수축하여 성문을 닫는 것이다. 그러면 공기가 기관 내에 갇혀서 높아지고, 내압이 어느 정도 높아졌을 때에 갑자기 성문이 열려 공기가 밖으로 빠져나

간다. 이 과정을 계속하여 성문을 진동하기 때문에 소리가 나는 것이다.

모음과 자음이 되는 원리는 다음과 같다. 혀를 움직이거나 벌릴 때는 모음이 되고, 인두, 구강, 비강 안에 숨이 부딪칠 때 나는 소리가 자음이 된다. 말이 되는 것은 모음과 자음이 합해져야 이뤄진다. 음치는 목의 근육에 명령이 전달되지 않거나 귀가 나빠서 소리의 높낮이를 구별하지 못하여 생기는 것이다.

그러면 변성기는 왜 생기는 것일까? 어린아이일 때는 남녀의 성대에 차이가 없다. 그러나 사춘기가 되면 성대가 성장하여 어른의 목으로 바뀐다. 그러면 변성기가 되어 음성도 바뀌게 된다. 남자아이는 목의 연골이 커지면서 결후도 앞뒤로 튀어나오게 되어 있다. 성대가 연골에 붙어 있기 때문에 연골이 길어져 낮은음으로 변하여 목소리가 달라지는 것이다. 그 때문에 변성기가 되어 어른의 목소리로 변하게 된다. 그러나 여자아이는 남자아이와 달라 후두가 급격히 발달하지를 않는다. 그래서 1~2음 정도 낮아지는데 주로 인두, 구강, 비강에 의해 음질의 변화가 두드러진다. 이것이 남녀의 차이점으로, 목소리만 들어도 구별이 되는 것이다.

또 목에는 갑상선이라는 기관이 있다. 갑상선은 목의 앞부분에 튀어나온 연골의 2~3㎝ 아래에 있다. 나비 모양을 하고 있는데 좌우에 엄지손가락만 한 크기로 되어 있는 기관이다. 갑상선은 호르몬을 만들어 저장했다가 필요할 때 내보내어 인체의 모든 기관에 기능을 활성화시킨다.

갑상선 호르몬은 알맞게 분비되어야 하는데, 많이 분비되면 심장 대사가 활발해져서 땀을 많이 흘리고 더위를 탄다. 반대로 부족하게 되면 무기력해지고 둔해져 피곤을 느끼는 것이다. 그렇게 되면

병을 고치는 한글파장 그리고 인체의 구조

항진증이나 기능저하증이 오기 쉽다. 목에는 숨을 쉬고 음식을 삼킬 수 있는 통로가 있고, 말을 하게 하는 성대와 몸을 활성화시켜주는 호르몬을 분비하는 기관 갑상선이 있다. 그러므로 무리를 해서는 안되고 잘 보호해야 한다.

목 부분에 생기는 질환은 가장 흔한 것이 갑상선질환이고 성대와 식도에도 암이 발생할 수 있으며, 목디스크와 거북목이 되는 등 여러 가지 병이 올 수 있다. 이 같은 병이 오는 것은 주로 유해파가 원인이다. 잠자리에서 몸이 유해파에 노출될 경우 가장 약한 부분에 먼저 탈이 난다.

예방과 치유를 위해서는 병의 근원을 없애야 하는데, 그 방법은 유해파를 중화시키는 것이다. 병원에서 치료를 해도 치료가 더디고 재발이 될 위험이 있지만, 유해파를 중화시키면 약을 먹지 않아도 치료가 될 수 있다. 그러나 불안하면 약을 먹어도 된다. 그럴 경우에 더 빠른 효과를 볼 수 있다. 하지만 병의 뿌리를 뽑으려면 반드시 유해파를 중화시켜야 한다.

유해파를 중화시키는 방법은 위에 설명되어 있고, 명상법은 아래에 설명되어 있다. 파장문자를 보면서 매일 명상을 하면 좋아진다. 그러면 약 없이도 치유가 될 수 있고, 병의 뿌리까지 제거되어 재발이 없다. 병의 치유는 내가 어떤 방법을 선택하고, 어떤 자세를 가지고 생활하느냐에 달려 있다. 이제 유해파를 중화시키고, 항상 긍정적인 마음으로 생활하기 바란다.

폐와 기관지의 구조

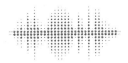

　　폐는 숨을 쉬는 기관으로 코와 함께 인체의 생명선 중 하나이다. 공기를 흡입하여 산소를 분류해 심장으로 보내고, 나머지 일산화탄소는 다시 코를 통하여 배출시킨다. 인간은 항상 숨을 쉬고 있으면서도 공기가 몸 안에서 어떤 작용을 하고 있는지에 대해서는 무관심하다. 공기를 흡입하는 코와 기도와 폐가 있기 때문에 우리가 살 수 있는 것이다.

　코와 입을 통해서 들어온 공기는 기도를 통하여 폐로 전달되어 산소로 호흡을 한다. 인두를 거쳐 들어오면 두 갈래로 나눠지는데, 하나는 음식이 들어가는 통로이고 하나는 공기가 폐로 들어가는 기도이다. 코에서 목까지가 상기도이고, 좌우 두 개의 기관지를 거쳐 폐로 들어가는 통로가 하기도이다. 모든 호흡을 담당하는 장기를 총칭해서 호흡기라고 부른다.

　공기는 목 앞쪽에 있는 기도를 통과하게 되고, 음식물은 목 뒤쪽의 식도로 들어간다. 평소에는 막혀 있다가 음식물이 들어오면 열리는 구조로 되어 있다. 잘못하여 음식물이 기관지로 들어가면 심한 기침을 하여 토해내는데, 이것은 호흡기를 보호하려는 방어반응인 것이다.

　병을 고치는 한글파장 그리고 인체의 구조

또 공기 중에 있는 먼지나 꽃가루, 감기 바이러스 등 이물질이 코 안에 있는 비강의 점막에 붙으면 그것을 내보내려고 재채기를 한다. 비강을 통과해 기관지 내의 표면에 붙게 되면 이것을 자극해 경련을 일으킬 수 있다. 그래서 기침을 하는 것이다.

이런 경우 먼지나 세균이 섬모의 운동으로 인하여 목까지 운반되어 식도에서 위장으로 들어가 소화가 된다. 그러나 이물질의 양이 많으면 점액으로 둘러싸여 기관지로 보내 가래가 되기도 한다. 입을 통하여 나오는 가래는 이 때문에 생기는 것이다.

기관의 구조는 후두가 접하는 부분에서 기관지의 분기점까지의 길이가 약 10~11㎝이고, 직경이 약 1.5㎝ 되는 관으로 되어 있다. 내벽의 표면에는 가는 털이 밀집해 있어서 해초처럼 흔들거린다. 이 때문에 배세포가 분비하는 점액과 함께 안에 들어온 먼지를 입으로 내보내는 것이다.

폐는 들숨 때 마신 공기에서 산소를 분리하여 혈액과 함께 심장으로 보내고, 이산화탄소는 날숨 때 코를 통하며 밖으로 배출시킨다. 폐는 흉곽(척추, 늑골, 흉골)에 싸여 보호되고 있는데, 내부에는 기관지와 그에 따라 형성되어 있는 동맥과 정맥으로 이루어져 있다. 심장의 우심실에 연결되어 있는 폐동맥에 이산화탄소가 쌓일 경우 혈액을 정화하기 위하여 정맥을 통해 피를 폐로 보낸다. 그러면 폐 속에서 가스 교환을 하여 산소가 풍부해진 혈액을 동맥혈을 통하여 심장으로 돌려보는 것이다.

폐는 좌폐와 우폐로 나눠지는데, 좌폐는 우폐보다 작고 모양이 다르다. 그래서 우폐는 삼엽인 반면, 좌폐는 이엽으로 되어 있다. 폐의 무게도 남성은 오른쪽이 약 570g이고, 왼쪽이 490g이다. 반면에 여성의 폐는 오른쪽이 약 500g이고. 왼쪽이 430g으로 남성보다 작다.

또 폐활량은 폐의 기능을 점검하는 기준이 되기도 한다. 숨을 충분하게 들이마셨다가 마음껏 내뱉을 때의 힘을 측정하면 폐의 건강 상태를 가늠할 수 있다. 숨을 내쉰 후에도 폐에는 아직 잔여 공기가 남아 있는데, 날숨에서 측정되는 공기의 양을 폐활량이라고 한다.

폐에는 폐동맥이 가지처럼 뻗어 있고, 모세혈관이 끝부분의 혈관이다. 폐는 기관지를 통해서 산소를 폐의 구석구석까지 보낸다. 가느다란 가지처럼 되어 있는 마지막 부분에는 포도송이처럼 되어 있는 폐포가 있다. 한 개의 크기는 건조된 청어 알보다 작고, 양쪽 폐에 약 3억 개가 있는 것으로 알고 있다.

우리가 흡입한 공기에서 산소를 만들어 신진대사를 돕고, 나머지 일산화탄소는 들어온 길을 통하여 다시 배출시킨다. 이 과정을 호흡이라고 하는데 호흡은 두 종류로 이뤄진다. 즉, 몸의 조직세포가 혈액순환에서 들어온 산소를 받아들이는 내호흡과 들숨 때 마신 공기에서 산소를 분류해 혈액에 쌓인 이산화탄소를 교환하는 외호흡이다. 우리가 알고 있는 호흡은 외호흡인 것이다.

들숨에서는 늑간근이 수축되어 늑골을 위로 잡아당기면 횡경막이 밑으로 내려가면서 흉곽이 확장된다. 그러면 늑골 안에 있는 공간이 부풀어져 폐가 공기를 흡입하게 된다. 날숨 때는 극간근이 이완되어 늑골이 내려가고, 횡경맥이 위로 올라가기 때문에 흉곽이 수축되면서 폐 속에 있는 이산화탄소가 밀려나는 것이다.

호흡운동은 자율신경의 지배를 받기 때문에 무의식중에도 정확하게 이루어진다. 그러나 늑간근이나 횡경맥을 의식적으로도 수축시키거나 이완시킬 수 있다. 명상할 때 이뤄지는 복식호흡이나 성악가가 횡경맥을 조절하여 숨을 멈출 수 있는 것도 이 과정을 통하어 이뤄진다.

우리가 하루 동안 흡입하는 공기의 양은 얼마나 되는지 궁금하다. 성인은 1분에 15~20회 정도 호흡을 한다. 1회에 호흡으로 마시는 공기의 양은 약 두 컵 분량이 되며, 일 분에 약 팔 리터가 된다. 이것을 계산하면 하루에 약 12킬로리터를 흡입하는 것이 되는 셈이다.

폐에서 산소가 풍부해진 혈액을 심장으로 보내면 심장은 수축과 확장을 하여 이것을 전신의 모세혈관까지 순환을 시킨 다음 정맥을 통해 다시 폐로 돌아오게 되는데, 이때 가스가 섞여서 들어온다. 이것을 폐에서 기관지의 맨 끝에 있는 폐포를 통하여 가스를 교환하는 것이다.

가스의 교환에는 혈액 속의 적혈구에 포함되어 있는 헤모글로빈이라는 물질이 기능을 한다. 헤모글로빈이 전신을 돌아 들어온 혈액에서 산소와 이산화탄소를 결합시키면, 폐포에서 산소가 풍부한 혈액은 받아들이고 나머지 이산화탄소는 배출시킨다. 이런 과정이 가스 교환에 이용되어 산소와 이산화탄소의 기체 분자가 얇은 폐포의 벽을 통하여 교환되는 것이다.

폐포는 속이 고무풍선처럼 비어 있어 공기만 드나들 수 있게 되어 있다. 좌우 폐의 폐포 면적을 펼치면 60~70제곱미터라고 하는데, 피부 면적의 약 30~40배나 된다고 한다. 이렇게 공기와 혈액이 접촉하는 부분이 넓기 때문에 가스 교환이 효율적으로 이뤄지는 것이다.

폐에 오는 질환은 많아서 전부 거론한다는 것은 무리이다. 대표적인 것을 보면 폐렴과 폐암, 결핵, 폐섬유증 등이 있다. 폐는 숨을 주관하는 기관으로 이곳이 탈이 나면 호흡이 곤란해진다. 사람이 숨을 쉬어야 생명을 유지할 수 있는 것이다.

이렇게 중요한 곳에 탈이 나면 일차적으로 목숨을 유지하는 숨을 쉬기가 어려워져 색색거리거나 헐떡거리게 된다. 그러면 사람이 위축되면서 얼굴이 병색이 된다. 폐에 병이 생길 경우 초기에 치료하지 않으면 생명이 위태롭게 된다. 폐는 들숨에서 흡입한 공기에서 산소를 만들고, 피를 깨끗하게 하여 심장으로 보내는 역할을 하는 것이다.

폐에 질환이 오는 근본 원인은 유해파 때문이다. 병원에서는 다른 곳에서 원인을 찾고 있지만 유해파의 파장 때문에 병이 오는 것이다. 유해파의 파장을 받으면 폐의 근육과 신경과 혈액이 제 기능을 못한다. 그러면 폐가 교란되어 갖가지 병을 앓게 되는데, 치료를 해도 재발이 될 가능성이 있고 만성이 되면 치료가 어려워 생명을 잃는다.

가장 확실한 예방과 치유 방법은 유해파를 중화시키는 것이다. 그렇게만 하면 증상이 호전되고, 병의 뿌리가 뽑혀 건강을 찾는다. 그리고 파장문자를 보면서 매일 명상을 하는 것이다. 유해파를 중화시키는 요령은 앞에서 설명했고, 명상법은 아래에 설명되어 있다. 하나뿐인 생명을 보존하기 위해 폐의 중요성을 깨닫고, 실천에 옮겨 건강하기 바란다.

생명의 근원인 심장

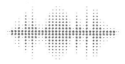

심장이 쉬지 않고 박동하여 펌프질을 하는 덕분에 혈액이 몸 구석구석까지 돌게 된다. 장기 중에서 가장 중요한 역할을 하는 것으로 여겨지는 심장이 하는 일은 의외로 단순한 편이다. 심장의 역할은 한마디로 말해 피를 온몸에 돌게 하는 압출 펌프의 기능을 한다. 이것 때문에 혈액과 산소와 영양이 전신에 공급되는 것이다.

동맥을 통해 보낸 혈액이 전신을 돌아 다시 정맥을 통하여 폐로 보내진다. 그러면 혈액을 깨끗이 정화시켜 산소와 함께 심장으로 보내고, 이산화탄소는 배출시킨다. 심장은 깨끗해진 혈액과 산소와 영양분을 동맥을 통해 온몸으로 보내어 생명활동을 하게 한다. 이것이 바로 혈액순환의 경로이다. 이러한 과정이 쉬지 않고 반복되어 생명을 유지하게 한다.

심장은 늑골에 둘러싸여 흉곽 앞쪽 왼편에 위치하고 있으며, 주먹보다 약간 큰 장기이다. 이것이 박동하여 전신에 피를 보내게 되는데 성인은 일 분에 60회, 하루에 86,000회를 돈다. 일 년이면 3,100만 회가 넘는다. 이렇게 쉬지 않고 중노동을 하는 심장은 여성이 남성보다 박동 수가 많다고 한다.

심장은 심근이라는 근육으로 되어 움직이고 있으며, 내부에는 우심방과 우심실, 좌심방과 좌심실 4개의 방으로 구성되어 있다. 이 4개의 방을 합쳐보면 하트 모양이 되고, 크기는 성인일 경우 약 250~350g으로 주먹보다 약간 크다. 이 활동이 멈춰질 경우 삶은 끝난다.

심장은 다른 기관의 도움 없이도 한동안 움직일 수 있는 것으로 보인다. 왜냐하면 몸 밖에서도 한동안 움직이는 것을 볼 때 그 자체에 동력원이 있다고 생각된다. 근세포가 제 스스로 움직여 이곳에서 생긴 전기신호가 심근에 전달되어 심장이 계속 수축과 확장을 하는 것이다.

심근은 심장의 표면을 덮고 있는 관상동맥의 혈액에서 에너지를 공급받는다. 심장의 무게는 몸무게의 1/200밖에 안 되지만, 관상동맥에 흐르는 피의 양은 몸 전체에 흐르는 혈액의 1/20을 필요로 한다. 심장은 계속 움직여야 하므로 산소와 영양이 충분히 보급되어야 하는 것이다. 심근에 산소가 부족하면, '협심증'이나 혈관이 막혀 심근의 일부가 죽는 '심근경색'이 될 수 있다.

좌우 심실의 혈관 입구와 출구에 4개의 판막이 혈액의 역류를 막아준다. 삼천판과 승모판은 혈액이 심실에서 심방으로 역류되지 않게 막아주고, 폐동맥판과 대동맥은 심장에서 나온 혈액이 심실로 역류되는 것을 막는다. 만약 판막이 오그라들어 좁아지거나 닫히지 않으면 '심장판막증'이 되는 것이다.

심장에서 혈액을 내보내는 원리는 심방과 심실의 운동으로 인하여 이뤄진다. 먼저 심방이 수축하여 최고에 달하면 심실이 수축하는 구조로 되어 있다. 이렇게 시차를 두고 수축하는 것은 심장 안에서 혈액이 몸 전체를 돌아 폐까지 흐르게 하기 위함이다. 이것은 전기신호로 이뤄지는데, 시간차에 따라 순서대로 이뤄진다.

다시 말하면, 혈액이 심방으로 들어오면 심방이 수축하여 심실로 밀려서 들어간다. 그러면 심방이 이완되어 심실이 수축되기 시작하는데, 이때 내압이 상승하고 삼첨판과 승모판은 폐쇄된다. 심실의 수축이 최고조에 달하면, 내압에 의해 대동맥판과 폐동맥판이 열리면서 혈액이 순환을 하게 되는 것이다.

심실이 이완되면 열려 있던 판막이 닫히면서 역류되는 것을 방지하여 혈액이 다시 심방으로 흘러들어온다. 심방에 혈액이 가득 차면 내압이 상승하게 되고, 그 힘에 의해 삼첨판과 승모판이 다시 열려 혈액이 심실로 흐르기 시작한다.

혈액이 온몸을 순환하는 것은 동맥과 정맥이 있기 때문이다. 동맥을 통해서 혈액이 전신을 순환하고, 정맥을 통해서 폐로 돌아오면 깨끗하게 한 다음 산소와 함께 다시 심장으로 보낸다. 심장의 수축작용으로 내보낸 혈액은 동맥 혈관을 거쳐 전신을 순환한 후 다시 정맥을 통하여 심장으로 복귀하는 것이다. 그 경로를 보면 아래와 같다.

하나는 좌심실에서 나와 여러 기관에 산소와 영양분을 공급하고 정맥을 통하여 다시 돌아오는데, 이것을 체순환 또는 대순환이라고 한다. 다른 하나는 우심실에서 폐로 보낸 혈액이 깨끗한 산소를 공급받은 후에 좌심방으로 돌아온다. 이것을 폐순환 또는 소순환이라고 한다.

전신을 돌아온 혈액에는 이물질이 있기 마련이다. 더러워진 혈액을 폐로 보내어 가스를 제거하고, 산소로 가득 채워 깨끗한 피로 바꾸어 심장으로 돌아오는 것이다. 몸 전체로 보내는 혈액의 양의 약 20%가 뇌로 간다. 뇌는 모든 장기 중에서 그만큼 중요한 기관이기 때문이다.

혈액이 대동맥, 동맥, 소동맥, 모세혈관 순으로 흘러 몸 전체에 산소와 영양분을 운반한 다음 소정맥, 정맥, 대정맥을 거쳐 폐로 돌아오는데 걸리는 시간은 20초이다. 이 과정에서 쌓인 노폐물을 폐가 깨끗이 정화하여 다시 심장으로 보내게 되는데, 이것을 체순환이라고 한다.

전신을 돌아 폐에 들어온 혈액에 쌓인 가스를 배출하고 소모된 산소를 보충하여 심장으로 보내면 영양분과 함께 전신을 순환하게 하여 필요한 기관에 보급한다. 이 과정을 폐순환이라고 하는데 소요되는 시간은 3~4초이다. 이런 과정으로 혈액이 순환을 하게 되는데, 내가 의식하지 않아도 자율신경의 작용으로 이뤄지는 것이다.

심장이 혈액을 내보내려고 박동을 하는 횟수에 따라 맥박도 같이 뛴다. 우리가 맥박을 의식하지 않고 지내고 있지만, 격렬한 운동이나 긴장을 하면 가슴이 두근거리며 맥박이 빨라지는 것을 느낀다. 이것은 심한 운동 등으로 혈액이 소비된 산소를 보충하기 위하여 자율신경이 움직이기 때문이다.

손목이나 목의 동맥에 손을 대보면 맥박이 뛰는 것을 느낄 수 있는데, 이것으로 심장이 수축하는 횟수를 알 수 있다. 성인의 맥박 수는 평상시에는 1분에 70~80회로 여성이 남성보다 약간 많다. 맥박이 빨라지는 것은 몸속의 혈액에서 산소를 필요로 한다는 신호이다.

우리는 교감신경과 부교감신경이라는 용어를 들어봤지만 어떤 역할을 하는지 모르는 경우가 많다. 교감신경은 심장의 박동수를 증가시켜 수축력을 강화시키고, 부교감신경은 반대로 교감신경의 활동을 저지하여 심박수를 감소시키는 역할을 한다. 이 두 기관의 역할로 인해 안정을 기할 수 있는 것이다.

심장의 좌심실에서 일 분간 전신으로 혈액을 내보내는 양을 심박출량이라고 한다. 건강한 성인일 경우 안정된 상태에서는 일 분에 약 5리터가 된다. 긴장이 되거나 심한 움직임이 있을 경우에는 심장의 수축력이 강해지면서 심박출량이 높아진다.

혈관과 혈압은 밀접한 관계가 있다. 심장이 수축하여 내보내는 혈액이 동맥 혈관에 가하는 압력을 혈압이라고 한다. 심장에서 내보내는 혈액량이 많거나 혈관이 가늘게 되면 혈액이 부드럽게 흐르지 못하여 혈압이 올라간다. 힘든 일이나 흡연, 스트레스 등을 받으면 혈압이 오르기 마련인데, 이들 요인을 제거하거나 취침을 할 때는 부교감신경이 작용해 혈압이 내려간다.

이것은 호스의 입구가 막히면 물이 흐르지 못하여 수압이 올라가 약한 곳이 터지는 원리와 같다. 동맥경화도 이렇게 해서 생기는 것이다. 어떤 요인에 의해 동맥 벽에 콜레스테롤이나 칼슘이 쌓여 내강이 좁아지면 혈압이 올라간다. 또 스트레스를 많이 받아도 교감신경이 활발해지면서 혈압이 높아질 수 있다.

또한 신장이 정상이 아니면 혈압이 올라갈 수 있다. 신장은 혈액에서 불필요한 물질을 소변으로 배출시키고, 혈액을 깨끗하게 만드는 역할을 한다. 그러나 신염 등의 질환이 있으면, 여기로 들어오는 혈액이 감소하기 때문에 혈액량을 높이기 위해 혈압도 높아지는 것이다.

심장에 병이 오면 호흡이 곤란하고, 피의 흐름이 원활치 못하여 산소와 영양분 공급에 방해를 받는다. 심장에 오는 질환은 여러 가지가 있지만, 주로 많이 오는 병은 동맥경화나 심근경색, 심부전증, 협심증과 심장판막증 등이다. 이 질환들이 오면 불시에 수족을 못 쓰게 되고, 혈관이 좁아지는 등 고통을 당하게 된다.

때로는 몇 번의 수술로 혈관을 넓혀야 되는 경우도 있다. 그러나 중요한 것은 병이 오게 된 원인을 알아야 한다. 근본적인 원인은 잠자리에서 유해파를 받기 때문이다. 유해파의 파장은 혈관을 좁게 만들어 혈액의 흐름을 방해한다. 그렇게 되면 산소와 영양분이 부족하게 되고, 신경이 경직되면서 여러 가지 병이 생긴다. 이때는 유해파를 중화시키면 원인이 사라지고, 명상을 곁들이면 더욱 건강해진다.

유해파를 중화시키는 방법은 앞쪽에 설명되어 있고, 명상하는 요령은 아래에서 설명할 것이다. 이 방법대로 매일 실행하면 틀림없이 좋아진다. 만약 방치하게 되면 목숨이 위태로울 수 있으니 꼭 행동으로 옮겨 건강하기 바란다.

혈관의 역할

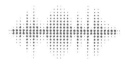

　　혈관은 혈액이 전신으로 돌게 하는 동맥혈관과 온몸을 돌아서 온 피가 신장으로 들어오게 하는 정맥혈관이 있다. 심장에서 대동맥을 통해서 보내는 혈액은 동맥을 거쳐 모세혈관까지 전신을 순환하면, 다시 정맥과 대정맥을 통하여 신장과 폐를 거쳐 심장으로 돌아온다. 이 과정에서 압력을 받지 않으려고 동맥의 혈관 벽이 두껍게 되어 있다. 또 전신을 돌아온 피가 역류하는 것을 막기 위해 정맥에는 판막이 있다.

　혈관 속에는 성인의 경우 체중의 1/13 정도의 혈액이 흐르고 있고 혈관의 전체 무게는 체중의 약 3%이며, 전체의 길이를 합했을 경우 무려 약 9만㎞나 된다. 이 혈관을 통하여 온몸에 혈액을 돌게 하고, 다시 받아들여서 우리의 생명을 유지하는 역할을 한다.

　그러면 혈관의 구조는 어떻게 되어 있을까? 심장에 연결된 대동맥은 중동맥에서 소동맥, 세동맥으로 갈라져 모세혈관까지 신선한 혈액과 산소와 영양분을 전달한다. 마치 나무가 뿌리에서 시작하여 몸통, 가지, 작은 가지로 연결되어 수액을 빨아들이는 것과 같다고 할 수 있다.

　혈관은 심장의 가장 가까운 곳에 있는 대동맥이 가장 크고 두꺼

위 압력을 많이 받는다. 나머지 작은 동맥도 되돌아올 때 사용되는 정맥보다 벽이 두껍고, 탄력이 있는 구조로 되어 있다. 동맥과 정맥은 단지 혈액을 통과시키는 역할만 하고, 몸의 각 조직에 필요한 물질을 공급하는 역할은 모세혈관에서 한다.

모세혈관은 1/100㎜ 정도로, 가느다란 혈관으로 되어 있다. 이렇게 작은 혈관이 온몸의 뼛속까지 전신에 분포되어 있어 피가 흐르지 않는 곳이 없다. 그러나 연골과 눈의 결막과 수정체 등에는 모세혈관이 필요하지 않아 없다.

정맥혈은 얇아서 탄성이 별로 없고 원으로 되어 있으며, 내강에는 두 개의 판막이 있어 역류되는 것을 막아준다. 이 판막은 팔과 다리의 정맥에만 있고, 몸통이나 두부의 정맥에는 없다. 정맥에는 전신을 순환하면서 세포조직에 이산화탄소와 노폐물 등이 쌓인 혈액이 모세혈관을 거쳐 역순으로 돌게 한다.

다시 말하면 심장에서 내보낸 혈액은 대동맥을 거쳐 모세혈관까지 온몸을 돌아서 상하 두 개의 정맥에 합류하여 심장으로 돌아온다. 이 과정에 신장과 폐를 거치게 되는데, 폐에서는 깨끗한 혈액만을 산소와 함께 심장으로 보내고, 이산화탄소는 배출시킨다. 이것이 혈액의 순환 경로이다.

모세혈관은 그물 모양으로 된 얇은 막으로 되어 각 조직에 펼쳐져 지나간다. 여기에서는 산소와 영양분 공급 대신 전신을 순환하면서 쌓이게 된 이산화탄소와 노폐물을 모아 신장을 거쳐 폐로 보낸다. 그러면 신장의 사구체와 폐에서는 신선한 혈액을 만들어 심장으로 보내고, 나머지는 배출하는 것이다.

심장에서 나온 혈액은 어떤 힘으로 혈관으로 흐르는 것일까? 동맥은 혈관 벽의 탄성에 의해 자력으로 운반되는 반면, 정맥은 스스로 운반할 힘이 미약해 운동 등 근육의 펌프작용에 의지하여 흐름을 만들게 된다. 그러므로 정맥은 동맥과 달라 운동 등으로 몸을 움직이지 않으면 혈액순환이 원활하게 이루어지지 않는다.

동맥은 정맥보다 혈관의 벽이 두껍고, 탄력이 있어서 이 탄성의 힘으로 혈액을 보낸다. 심장에서 혈액이 나오면 대동맥이 부풀면서 혈액을 받아들여 앞으로 보낸다. 뒤에 있는 혈관은 오므라들어 피를 앞으로 나가게 한다. 이 과정이 빠르게 반복되어 혈액이 흘러가게 된다. 중동맥이나 동맥에서는 흐르는 피의 양이 줄어들어 대동맥처럼 부풀지는 않지만, 같은 원리로 흐르는 것이다.

심장은 혈액을 밀어내는 것은 할 수 있지만 빨아들이는 기능은 하지 못한다. 그렇다면 온몸으로 순환한 혈액이 어떤 작용을 하여 심장으로 돌아오는지를 알아보자. 앞에서도 설명했지만 정맥에는 스스로 움직여 혈액을 받아들이는 힘이 없기 때문에 운동 등의 움직임에 의해 되돌아오는 것이다.

심장보다 위에 있는 머리나 목에 흐르는 혈액은 몸이 움직일 때 자연스럽게 돌아온다. 그러나 심장보다 아래에 있는 혈액은 운동 등을 통하여 근육 펌프가 움직여야 밀어 올리는 것이다. 그래서 발목을 위아래로 움직이면 장딴지가 수축하여 이완된다. 이때 근육이 눌려 혈액이 흐르고, 정맥의 판막이 아래로 역류하는 것을 막게 된다.

겨울철에 추워지면 손가락 끝이 시린 것은 혈관이 오므라들어 피의 흐름이 나빠져서 피부에 혈액이 제대로 전달되지 않기 때문이다. 추운 겨울에는 교감신경의 부작용으로 인하여 혈관이 오므라들 수 있다. 혈관이 수축하면 혈액에 대한 저항력이 커지면서 피의 흐름이 방해를 받고, 혈관을 둘러싼 근육이 유연성을 잃어 혈류가 나

빠지는 것이다.

이럴 때는 목욕을 하거나 몸을 따뜻하게 해주면 부교감신경이 작용하여 혈관이 넓어져 혈액의 흐름도 빨라진다. 혈관이 수축되는 것은 자율신경이 조정하는 것이다. 추울 때는 몸을 따뜻하게 하여 피부의 열이 외부로 발산하지 않도록 신경을 쓰는 것이 도움이 된다.

같은 자세로 오랫동안 앉아 있으면 근육이 굳으면서 피의 순환도 나빠진다. 순간순간 일어서서 움직이거나 가벼운 운동을 하여 혈액이 정체되는 것을 막아야 한다. 운동이 부족해서 피의 흐름이 방해를 받을 경우 부종이 생기거나 다른 병에 걸릴 수 있다. 특히 몸이 냉한 사람은 운동 등을 하여 피가 잘 흐르도록 해야 한다.

혈액이 흐르는 구조

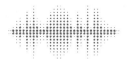

　　혈액은 쉬지 않고 흘러야 사람이 건강한데, 막혀서 정체가 되면 병으로 연결된다. 혈액은 혈구라고 하는 과립의 유형성분과 영양성분, 전해질을 포함한 액체로 되어 생명활동의 주된 요소가 된다. 성분은 혈구가 약 40%이고, 나머지 60%는 혈장으로 이루어져 있다.

　　우리 몸에 흐르는 혈액의 양은 몸무게의 약 1/13이다. 사람의 몸무게에 따라 다르나 2리터짜리 페트병 2개 분량이 흐른다고 보면 된다. 동맥을 통해 세포조직에 산소와 영양분을 보급하고, 정맥을 통해 이산화탄소와 노폐물을 회수하는 역할을 한다. 또한 세균으로부터 몸을 보호하고 출혈을 방지하며, 체온을 조절하는 등의 역할을 한다.

　　유형성분의 대부분을 적혈구가 차지하는데, 전체 중량의 1/3을 차지하는 혈색소(헤모글로빈)는 산소와 영양분을 운반하는 기능을 한다. 이와 같은 중요한 역할로 혈관 내부를 통해 흐르면서 수분과 염분, 칼슘, 인 등도 각 장기와 기관에 전달하게 된다. 말하자면 몸을 활발하게 움직일 수 있도록 에너지원을 보급하는 역할을 하는 것이다.

백혈구는 무색으로 되어 있는데 호중구와 단구, 림프구 등 여러 종류가 있다. 이것이 하는 역할은 외부에서 침입한 병원균이나 이물질을 죽여 몸을 보호하는 것이다. 또 림프구는 백혈구의 일종이면서 원형으로 된 핵을 가지고 있다. 림프구는 면역과 깊은 관계가 있는데, 체내에 들어온 물질이 태어날 때부터 있는 것인지 아닌지를 알아내어 그에 따라 반응을 한다.

혈소판은 혈관이 터져서 찢어지면 봉합하여 출혈을 막는 역할을 한다. 적혈구보다 훨씬 작아서 혈액 1평방㎜ 중에 많게는 35만 개 정도가 들어 있다. 또 적혈구와 백혈구, 혈소판을 침전시킨 후 남는 담황색의 액체가 있는데 90%는 수분으로 되어 있다. 이것이 혈장인데 액체성분으로 되어 수분과 영양소, 노폐물 등을 운반하는 중요한 일을 한다.

그러면 혈액은 어디에서 만들어지는지 궁금할 것이다. 뼈 안에는 골수가 차 있는데 이 조직에서 혈구를 만들어낸다. 그래서 골수는 피를 만드는 조절기라고 한다. 갓 태어났을 때는 온몸에 있는 골격에서 혈액을 만들어내지만, 성인이 되면 추골과 흉골, 늑골에서 만들어낸다. 뼛속에서 만들어진 혈액은 뼈에 형성되어 있는 모세혈관을 통해 밖의 동맥혈관으로 보내지는 것이다.

골수에서는 적혈구와 백혈구, 혈소판을 만들어내고, 림프구는 대부분 림프절이나 비장(췌장의 끝부분에 있다)에서 만든다. 적혈구의 수명은 길면 3개월 정도인데, 오래된 것은 간장과 비장에서 파괴시킨다. 백혈구의 수명은 약 2주 정도이고 고름이나 콧물이 생기는 것은 백혈구의 잔해이다. 백혈구는 십여 일, 림프구는 몇 시간 정도 살 수 있다.

산소는 적혈구 속의 헤모글로빈에 의해 온몸으로 운반된다. 적혈구의 주요한 역할은 산소를 기관에 보급하고 탁해진 이산화탄소를 회수하는 일을 한다. 여기에는 적혈구 속에 있는 혈색소인 헤모글로빈이라는 물질이 작용한다. 헤모글로빈은 산소 농도가 많으면 결합하고, 농도가 낮을 경우 산소를 방출하는 특징이 있다.

이 때문에 적혈구는 폐에서 산소와 결합하여 모세혈관까지 보내고, 모세혈관에서는 산소를 방출하는 것이다. 반대로 혈액에 이산화탄소가 쌓여 있으면 모세혈관이 폐까지 운반하여 깨끗한 피로 만들어 심장으로 보낸다. 산소와 헤모글로빈이 결합한 혈액은 밝은 적색인 반면, 산소를 방출한 혈액은 어두운 적색인데 피부를 통하여 보기 때문에 혈관이 파랗게 보인다.

사람의 몸에 유해균이 침입하면 다양한 방어체제가 가동되어 몸을 보호한다. 이것은 백혈구의 탐식작용이 한몫을 하는 것이다. 밖에서 해로운 균이 침입하여 위험하게 되면 먼저 백혈구에 있는 림프구가 혈액과 체액을 이용하여 항체를 만들어 포위한다. 이것을 중심으로 하여 호중구가 균을 끌어들여 삼키고 독성을 봉하는 것이다. 그러나 백혈구는 사명을 다하고 죽어서 콧물이나 고름이 된다.

우리 몸에 상처가 생겨 피가 나면 자연적으로 멎게 되어 있다. 이렇게 지혈작용을 하는 것은 혈소판의 역할이다. 혈관이 손상되어 피가 나면 먼저 혈관 벽을 수축시킴과 동시에 혈소판이 모여서 혈관 내부에 혈전을 만들어 출혈이 되는 것을 막는다. 여기에는 혈전 속에 있는 혈액응고인자가 혈전의 기능을 강화시켜 지혈을 하는 것이다.

혈전을 혈전판혈전이라고 하는데, 상처가 났을 때 낫기 위해 생기는 딱지도 이것의 영향이다. 혈소판과 혈액응고인자가 부족하면 출혈이 멎지 않을 수 있다. 혈액응고인자는 혈액을 굳게 하여 출혈이 멎도록 한다. 여기에는 응고인자 12종류가 들어 있는데 혈관이 상처를 입어 피가 나면, 이 혈액인자가 혈소판과 힘을 합해 지혈을 하는 것이다.

몸을 어디에 부딪치게 되면 멍이 생겨 보라색으로 변하는 경우가 있다. 이것은 내출혈(피하출혈)로 피가 굳어서 생기는 것이다. 그러나 시간이 지나면 혈전의 멍을 녹이는 효소가 작용해 자연히 멍이 없어지므로 안심해도 된다.

혈관에 이상이 있으면 혈액순환에 방해를 받아 여러 곳에 병이 생기게 된다. 혈관은 온몸에 형성되어 모세혈관까지 피가 흐르고 있다. 만약 어느 한 부분에 이상이 생겨 혈액이 흐르지 못하고 막히면 다른 부위에도 병이 생길 수 있는 것이다. 뇌혈관이 막히면 뇌경색이 되고, 심장혈관이 막히면 심근경색이 된다. 또 손과 발에 혈액의 흐름이 원활치 못하면 수족냉증이 생길 수 있다.

어느 부위가 막히느냐에 따라 혈액암 등 여러 가지 병이 오기 때문에 일일이 병명을 거론한다는 것은 무리이다. 중요한 것은 왜 혈관질환이 오느냐 하는 것이다. 원인은 유해파 때문이다. 혈관이 유해파를 받으면 긴장되어 두꺼워지게 된다. 그러면 내경이 좁아져 혈액의 흐름이 원활치 못하게 되어 막히는 것이다.

치유와 예방을 위한 방법은 유해파를 중화시키면 되고, 매일 명상을 하면 더 건강해진다. 유해파를 중화시키는 방법은 '유해파제로징'이나 한글 문자파장을 사용하면 되고, 명상을 하는 요령은 뒤에 설명되어 있다. 이 방법대로만 하면 치유되어 몸이 건강해진다. 이 제품은 평생 효력이 있어서 만약 이사를 하게 되면 가져가서 다시 사용하는 반영구적인 제품이다.

세균의 침입을 막는 림프계

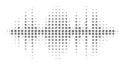

림프계는 전신에 퍼져 있는 림프관과 림프절로 이루어져 있다. 인간의 몸에는 혈관만 있는 것이 아니라 림프관이 전신에 뻗어 흐르고 있다. 림프관은 가늘고 투명한데 그 관 안에는 림프액이라는 액체가 쉬지 않고 흐른다. 림프관이 합류해 덩어리처럼 된 것이 바로 림프절이다.

몸에 세균이나 바이러스가 침입하면 림프구가 공격을 하여 저지한다. 이 림프관은 차례로 합류해 하나가 되어 목 밑에 있는 쇄골 아래의 정맥에서 혈관으로 흘러간다. 림프절은 몸 전체에 퍼져 있지만 특히 목이나 겨드랑이, 사타구니, 하복부 등에 많이 있다.

현미경으로 몸의 조직을 분석해보면 세포와 혈액, 모세혈관, 림프관, 림프액 등으로 되어 있는데, 모세혈관의 조직으로 나온 림프액은 혈장이 되어 림프관으로 들어간다. 이것은 세포 사이에 있는 노폐물과 역할을 다한 세포를 치우는 운반 역할을 하는 것이다. 뿐만 아니라 림프액에는 모세혈관에서 림프구로 흘러와 병이 되는 유해물질 등을 없애 몸을 보호하는 역할도 한다.

몸 전체로 흐르는 림프관은 차례대로 합류해 하나의 관이 되는데, 이것이 쇄골하정맥으로 들어가서 림프액을 흐르게 하는 동력원 역할을 한다. 이것이 바로 근육이다. 몸을 움직이면 근육이 눌려서 림프관이 수축하여 림프액이 위쪽으로 밀려 올라간다. 이때 림프관에 있는 판막이 림프액의 역류를 막아준다.

근육에는 탄력이 있어서 건강하면 동안이 되고, 병을 예방할 수 있다. 그러므로 근육을 건강하게 만들어야 하는데, 방법은 얼굴을 꼬집는 것이라고 한다. 얼굴에는 수많은 신경이 모여 있는 곳이다. 손가락을 이용하여 꼬집기를 하면 몸이 건강해지고 시력도 돌아온다고 한다. 그러므로 얼굴을 꼬집어서 신경이 자극을 받도록 해야 한다.

몸 전체에는 약 800개의 림프절이 있는데 이것이 림프액을 여과하고, 세균이나 독소 등 이물질을 제거하여 감염이 되지 않도록 한다. 그러나 면역력이 약해져서 저지를 못하면, 염증이 되어 붓거나 병이 생기는 것이다.

면역은 몸에 침입한 세균과 싸운 경험이 있기 때문에 같은 병균이 침입하면 기억을 하여 물리치는 것이다. 만약 바이러스가 강하여 약을 복용해도 퇴치가 안 되면 이것을 기억하여 림프구에 전달한다. 그러면 그 세균이 증식하기 전에 기억된 것을 회상하여 퇴치를 하게 된다.

림프절은 세균과 바이러스 등의 침입을 저지하는 최후의 보루이지만, 림프구와 호중구와의 싸움에서 세균이 이기게 되면 림프관 안쪽으로 들어와 림프절로 침입한다. 팔이나 다리 등의 힘줄이 붉어 보이거나 통증이 있는 것은 세균과 림프구가 격렬하게 싸운다는 표시이다. 만약 림프구가 지게 되면 세균은 몸 전체로 퍼져나가게 된다.

병을 고치는 한글파장 그리고 인체의 구조

식도의 역할

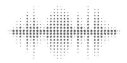

식도는 입과 위와 연결되어 있는, 음식물이 들어가는 통로이다. 입으로 음식물을 씹어 삼키면 식도로 들어가 윤상근이 연동운동을 하여 위에까지 넘어가게 된다. 식도의 내벽에는 점액이 분비되어 음식물이 넘어가기 쉽도록 되어 있다. 식도는 생각보다 좁은 관인데, 음식물이 이곳을 통해 넘어가는 것이다.

식도는 관이 앞뒤로 눌려져 닫히게 되어 있지만, 음식을 삼킬 때는 수축하여 확장이 된다. 그러면 위에서 아래로 움직이는 연동작용에 의해 음식물이 아래로 밀려 내려간다. 식도는 약 25㎝의 긴 관 모양으로 된 타원형의 장기이다. 단면을 보면 좌우가 약 2㎝, 앞뒤가 약 1㎝로 평소에는 닫혀 있다가 음식물이 넘어갈 때는 크게 벌어진다.

음식물이 식도로 내려가는 구조는, 우선 혀가 입천장으로 올라가면 올라간 혀에 밀린 음식물이 목의 위쪽(인두)으로 보내진다. 그때 음식물이 코로 역류하는 것을 막기 위해 연구개가 위쪽으로 올라가고, 음식물은 목 안에 있는 후두개 위에 놓인다. 그러면 후두개가 기관의 입구(후두)를 막아 음식물이 식도로 들어가는 것이다. 하나 식도는 뜨거운 것을 느끼지 못한다.

음식물이 식도를 거쳐 위장으로 넘어가는 것은 인력으로 하는 것이 아니라 식도의 무의식적인 연동운동에 의해서 일어난다. 연동운동이란 수축하여 잘록해진 부분이 위쪽에서 아래로 내려가는 작용이다. 마치 연고의 아래쪽을 누르면 내용물이 밀려나오는 것과 같은 이치다. 누워 있어도 음식물이 넘어가는 것은 이러한 작용 때문이다.

식사 중에 식도가 막히는 경우가 있다. 이것은 일종의 노이로제 때문으로, 병이라고 볼 수 없다고 한다. 식도에는 좁은 곳이 3군데가 있는데, 이곳이 막힐 경우 일어날 수 있는 것이다. 같은 위치에 음식물이 자주 막힐 때는 주의를 해야 한다. 식도암은 여기에서 생기는 경우가 많기 때문이다.

때로는 명치 언저리가 아플 때가 있다. 이와 같은 증상은 가슴 안쪽으로부터 상복부에서 일어나는 미열과 비슷한 불쾌감이 있다. 이것은 폭음이나 폭식을 하거나, 달고 기름진 음식을 먹었을 때 일어나는 소화불량인 것이다. 분문괄약근이 고장이 나서 위의 내용물이 식도로 역류하기 때문인데, 이때 역류되는 내용물에는 위산이 포함되어 쓰린 불쾌감이 있을 수 있다.

식도는 음식물이 위로 넘어가는 통로라고 했다. 이곳에 병이 오는 종류는 여러 가지가 있는데, 많이 오는 질환이 역류성식도염과 식도암, 식도정맥류 등이다. 식도에 병이 생기면 음식을 삼키는 것이 어려워 고통을 겪는다. 또 염증이 있으면 먹은 음식이 넘어오고, 만약 식도암이 발생하면 치료를 해도 위태롭다.

우리가 음식을 먹는 것은 허기를 면하기 위함도 있지만, 음식물에서 영양분을 섭취하여 몸을 활기차게 하기 위함이다. 이곳이 탈이 나면 에너지의 보충이 어려워진다. 유해파가 식도와 위를 교란

병을 고치는 한글파장 그리고 인체의 구조

시켜 제 기능을 못하게 방해하면 병이 생긴다. 이와 같은 증상이 있으면 유해파를 중화시켜야 한다.

중화시키는 방법은 '유해파제로정'을 사용하면 되지만, 앞에서 설명한 한글 문자파장을 사용해도 된다. 그렇게 한 후 매일 명상을 하면 건강이 더 빨리 좋아진다. 병의 근원은 유해파 때문이라는 것을 기억하고, 실행에 옮기면 건강하여 행복하게 된다.

위와 십이지장의 구조

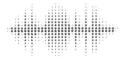

위는 명치 왼편의 주머니 모양으로 된 소화기로, 먹은 음식물을 소화가 잘되게 죽처럼 섞어서 십이지장으로 내려보내는 역할을 한다. 소화도 어느 정도 하지만 십이지장에서 이뤄지는 소화를 돕는 것이 주요한 목적이다. 위벽에서 위액의 분비로 연동운동을 하여 음식물을 부수어 소화가 잘되게 준비를 한다. 그런 다음 십이지장으로 내려보내 본격적으로 소화를 할 수 있도록 한다.

위 안의 벽면은 점액으로 덮여 주름이 작은 산맥처럼 되어 있다. 텅 비어 있을 때는 세로로 가늘게 되지만, 음식물이 들어오면 주름이 늘어나면서 점차적으로 넓어진다. 주름이 늘어나 음식물이 채워지면 1리터 이상 채울 수 있다. 점막의 표면에 많은 구멍이 있는데, 이곳에서 염산과 펩신, 점액, 알칼리성점액 등을 분비한다.

위장의 유문 쪽에서 파도치듯 수축되어 연동운동을 하면 내용물이 십이지장으로 조금씩 내려간다. 이 수축작용은 약 15~20초 간격으로 일어나는데, 우리가 의식하지 않아도 자율신경에 의해 스스로 운동을 하는 것이다.

위장의 움직임을 보면 먼저 위액을 분비하여 죽처럼 만든 다음 십이지장으로 내려보낸다. 십이지장에서는 음식물을 받아들여 한 꺼번에 보내지 않고, 소화시킬 수 있는 양만큼만 소장으로 보낸다. 따라서 위는 음식물을 저장하는 장소라고 할 수 있다.

위는 소화와 흡수의 과정에서 음식물이 부패되는 것을 막기 위하여 적절한 온도를 유지하여 살균을 한다. 위액에 포함되어 있는 염산이 강한 산성을 섞어 음식물을 살균하고, 부패와 발효를 막아준다. 그래서 부패되지 않고 소화가 원활히 이뤄지는 것이다.

단백질과 지방의 소화와 흡수는 십이지장에서 이뤄진다. 위에서는 그 준비 단계로 큰 단백질을 분해하여 작게 만들어 소화하기 편하게 만들고, 지방도 분해하여 십이지장으로 내려보낸다. 술을 마시면 알코올의 일부가 위의 점막에서 흡수되는데, 병맥주 큰 병 절반 정도의 알코올을 30분 이내에 1/4 정도 흡수할 수 있다.

위를 통과하는 시간은 음식물에 따라 다르다. 부드럽고 차가운 것은 빨리 통과하고 따뜻한 것 또는 기름진 음식물은 느리게 통과한다. 액체는 몇 분이면 통과하지만, 일반 음식물은 1~2시간이 걸려야 통과된다. 그러나 기름진 음식물을 먹었을 때는 3~4시간이 소요되는 것이다.

음식물이 위벽에 닿는 순간 위 점막 표면에서 이슬 같은 작은 액체를 분비하여 위벽을 따라 흐르는데 이것이 소화를 촉진시키는 위액이다. 위액은 자율신경의 작용으로 분비된다. 음식물이 위에 들어가지 않고 눈으로 보기만 해도 그 정보가 부교감신경에 전달되어 위액이 분비된다. 그러나 초조해지면 부교감신경이 위액의 분비를 방해하여 적게 분비한다.

위액은 위선에서 분비하는데 여기에는 염산과 펩신이 포함되어 있다. 염산은 강하기 때문에 자극이 심해서 음식물의 세균을 죽이고, 섬유질을 부드럽게 하는 성질이 있다. 하지만 펩신은 음식물의 단백질을 분해하는 성질을 가지고 있다. 위의 운동과 위액 분비는 정신의 영향을 많이 받기 때문에 초조할 경우 극도로 감소되어 음식물이 위에 머무는 시간이 두 배나 더 걸리게 한다.

위액에 포함되어 있는 염산은 매우 강한 산성이기 때문에 피부를 짓무르게 하는 힘이 있는 반면, 펩신에는 단백질을 분해할 정도의 강한 힘을 가지고 있다. 때문에 위 자체가 짓무르거나 상처가 나지 않을까 하는 걱정을 할 수 있다. 위는 강력한 방어시스템을 가지고 보호하기 때문에 그런 일은 일어나지 않는다.

위 점막에 있는 상피세포에는 특수한 점액의 물질이 분비되고 있다. 일반 점액과 달리 염산에 녹지 않는 액을 분비하여 위 점막 표면에 벽을 만들어 위를 확실하게 보호해준다. 위는 내부에 혈관이 그물처럼 분포되어 있어 혈액이 풍부한 혈관의 덩어리이다. 그래서 위 점막이 손상되어도 혈액에서 영양을 보급하여 새 세포가 만들어진다.

고민이 되거나 긴장을 하면 식욕부진이나 위통이 올 수 있는데 위가 스트레스를 받기 때문이다. 위장은 자율신경의 영향을 받는 장기이므로 스트레스 등 정신적인 영향에 민감하다. 자율신경의 균형이 깨지면 위 점막을 덮는 특수한 점액의 방어벽이 무너져 위궤양이 올 수 있다.

일상생활 과정에 갑자기 구토가 일어날 때가 있다. 이것은 몸에 유해물질이 들어오게 되면 그것을 장으로 보내지 않기 위해 구토를 하여 입으로 토해내는 것이다. 몸에 해로운 독소나 유해물질이 들어오면 위에서 지각신경을 거쳐 대뇌의 구토중추에 전달된다. 이때 구토중추는 위에 명령하여 구토나 구역질을 하게 하는 것이다.

일반적으로 뇌의 분문(입구)은 닫혀 있기 때문에 음식물이 역류하지 못하도록 되어 있다. 그러나 구토중추에서 명령이 내려지면 유문인 출구가 닫히면서 분문이 열려 음식물이 식도로 되돌아간다. 그러면 식도도 평소 때와는 달리 반대 방향으로 수축하여 구토를 하게 한다. 그러나 때로는 위장병이나 뇌질환, 임신, 멀미 등으로 구토나 구역질을 할 수 있으므로 정확한 판단이 필요하다.

그러면 트림은 왜 하는 것인지 이유를 살펴보자. 트림을 하는 것은 위에 있는 가스를 배출하기 위한 자연현상이다. 위에 있는 '위저'라는 부분은 가스가 차기 쉬운 곳이다. 평소에 식사나 말을 하고 침을 삼킬 때 공기도 같이 마시게 된다. 그로 인하여 위저에 쌓인 가스를 배출하기 위해서 위의 입구(분문)가 열리면서 식도로 가스가 거슬러 올라오는 현상인 것이다.

목 안에는 두 개의 통로, 즉 식도와 기도가 있는데 후두개가 작용하여 음식물은 식도로 들어가고, 공기는 기도로 들어가게 한다. 그러나 음식물이나 물, 음료수를 마실 때 공기도 일부 식도를 통해 위로 들어간다. 이렇게 쌓인 공기를 빼려는 현상이 트림인 것이다.

십이지장은 위에서 보낸 음식물에 간에서 보낸 담즙과 췌장에서 분비한 소화액을 섞어 소장, 공장, 회장을 거쳐 대장으로 보낸다. 위에서는 음식물을 보관하고 있다가 소화되는 속도에 따라 연동운동에 의하여 조금씩 보낸다. 이 수축운동은 15~20초 간격으로 이뤄진다.

음식물에 있는 단백질과 지방의 소화와 흡수는 십이지장에서 이뤄지는데, 위에서는 그 준비 단계로 커다란 단백질을 작게 분해한다. 또 십이지장에서는 소화가 잘되게 지방을 분해한다. 십이지장에서부터 소화가 되기 시작하지만, 본격적인 소화로 영양분과 수분의 흡수는 소장이 하게 된다.

위장에 질환이 오면 음식 삼키기가 두렵고, 소화를 시키지 못한다. 자주 오는 질병은 위염이나 위궤양, 위암, 용종 등이 생길 수 있다. 또 십이지장에 오는 병으로는 십이지장궤양이 있다. 소화를 제대로 시키지 못하면 소장에서 영양분과 수분을 흡수하지 못하여 힘을 제대로 쓸 수가 없다. 그러면 병객으로 보이고, 몸에 힘이 빠진다.

이러한 질환이 왜 오는지를 알아야 한다. 그 원인은 평소에 무관심하게 지내던 유해파 때문이다. 유해파의 영향을 받으면 위벽이 교란되어 기능을 못하기 때문에 병이 오게 된다. 또 십이지장이 약하면 십이지장궤양이 온다. 위벽이나 십이지장에 탈이 나 혈액의 순환이 원활하지 못하게 되면 산소와 영양분이 부족하여 위 점막이나 십이지장에 병이 생기게 된다. 그러면 예기치 못한 질병을 앓는 것이다.

위를 잘라내고 약을 복용하면서 고통을 당할 것이 아니라 유해파를 중화시키면 병이 치유되고 예방이 된다. 이렇게 해서 고친 사람들이 최상의 치유 방법이라고 외치고 있다. 병은 근본 원인을 제거하지 않으면, 병든 가지만 잘라내는 격으로 절대로 뿌리를 뽑을 수 없다는 것을 기억하기 바란다.

유해파를 중화시키는 방법은 앞쪽에 설명되어 있다. 중화 제품인 '유해파제로징'을 사용할 여건이 안 되면 한글 문자파장을 사용해도 된다. 그리고 뒤편에 설명되어 있는 명상을 매일 하면 더 빨리 건강이 회복된다. 당신이 어떻게 행동하느냐에 따라서 병을 고쳐 건강하게 살 수 있다. 그러나 중화시키지 않으면 고통 중에 살면서 병의 뿌리는 뽑지 못한다.

소장과 대장, 항문의 구조

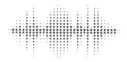

소장과 대장은 식도를 거쳐 들어온 음식물을 위에서 죽처럼 만들어서 내보내면 소화를 시켜 영양분과 수분을 흡수한다. 그리고 찌꺼기는 직장에서 고정화시켜 항문으로 배출한다. 우리가 삼킨 음식물을 소화시켜 영양분과 수분을 흡수하는 일은 약 80%가 소장에서 이뤄진다. 소장에서는 소화된 음식물에서 영양분을 흡수하여 대장으로 보내고, 대장은 수분과 남은 영양분을 한 번 더 흡수한다.

이때 남은 찌꺼기는 아직 질퍽한 상태이지만, 직장에서 고정화시켜 변으로 만들어 항문을 통하여 배출되는 것이다. 혹자는 소장과 대장이 아래로 처지지 않을까 하는 걱정을 할 수가 있다. 그러나 아래로 처지지 않는 것은 장간막에 의해 복강후벽에 단단히 붙어 있으므로 안심해도 된다. 장간막 속은 혈관과 림프관, 그리고 신경이 통하는 구조로 되어 있어서 이것을 고정시켜준다.

소장은 다음과 같은 구조로 되어 있으며, 소화를 시켜 영양분을 흡수하는 기능을 하고 있다. 소장은 몸에서 가장 긴 장기로 길이가 3m이고, 직경은 4㎝ 되는 관 모양으로 되어 있다. 주름이 많고 내부의 표면은 융모라는 이름의 무수한 돌기로 덮여 있다. 융모의 면적을 합하면 소장의 면적은 약 200제곱미터로, 피부 면적의 100배 이상이 된다고 한다. 융모의 길이는 약 1㎜인데, 그 안에는 모세혈관과 한 개의 림프관이 있어서 여기에서 영양을 흡수하여 운반하게 된다.

인간이 하루에 필요로 하는 수분은 8리터나 되는 많은 양인데, 입으로 섭취하는 수분은 1.5리터 정도밖에 안 된다. 나머지는 침이나 위액, 점액 등에서 분비되기 때문에 소화관 내의 수분의 양은 10리터나 된다. 그중에 80%는 소장과 대장에서 흡수를 한다. 물을 너무 많이 마셔도 해가 되지만, 하루에 1.5리터의 양은 마셔야 된다.

대장에서는 음식물에서 영양분을 거의 섭취하지 않고, 잔여 수분을 흡수한 다음 찌꺼기는 직장으로 보내 고정화시켜 변을 만드는 역할을 한다. 대장에서 흡수되는 수분의 양은 0.4리터 정도인데, 그중 0.1리터 가량은 대변에 섞여 배출된다.

항문은 소화기관의 마지막 부분이다. 이곳에는 무의식적으로 작용하여 항문을 여는 내항문괄약근과 의식적으로 열고 닫는 외항문괄약근이 있다. 대장에서 직장으로 변을 보내면 무의식적으로 내항문괄약근이 느슨해짐과 동시에 외항문괄약근이 열리면서 변의를 느껴 배변을 하게 된다.

우리가 먹은 음식이 어떤 과정을 거쳐 소화되어 영양과 수분을 흡수하는지 그 과정을 알아보자. 음식물을 섭취하면 길이 약 10m 되는 소화기관을 24시간 동안 여행하게 된다. 이 소화 여행을 원활히 하기 위해서는 먼저 입에서 잘 씹어야 하고, 씹힌 음식물이 침과 섞여 삼켜지면 연동운동을 하여 식도를 거쳐 위로 내려간다.

위에 들어온 음식물은 위액과 섞여 죽처럼 걸쭉한 상태가 되어 소화가 잘되도록 만든 다음 십이지장을 거쳐 소장으로 보내진다.

병을 고치는 한글파장 그리고 인체의 구조

소장에서 소화를 시켜 영양분을 흡수하고, 대장으로 보내면 직장에서 고정화시켜 항문으로 변이 배출된다. 이 여행의 출발점은 입이 되고, 종착점은 항문이다. 이 모든 소화기관이 내 의지와는 관계없이 음식물을 이동시켜 소화를 하는 것이다.

십이지장에서는 자체에서 분비한 효소와 췌장에서 보낸 소화액, 그리고 간에서 분비한 담즙이 섞인 음식물이 소장으로 보내지면 본격적으로 소화를 하기 시작한다. 이 과정에서 단백질은 아미노산으로, 당질은 포도당으로 바뀐다. 그리고 지방은 지방산 등의 알맹이로 분해되어 십이지장에 연결되어 있는 공장에서 영양분을 흡수한다.

포도당과 아미노산은 혈관을 거쳐 간장으로 운반되고, 지방과 글리세린은 림프관을 통해 정맥으로 들어가서 깨끗한 피로 바뀌어 재활용된다. 또 소장에서 소화를 시켜 얻은 영양분과 수분을 흡수한 찌꺼기는 대장으로 보내지는 것이다.

여기에서 남아 있는 영양분과 수분과 미네랄을 흡수하고, 나머지는 직장에서 굳어지게 하여 딱딱한 변으로 바뀌게 된다. 그러면 항문을 통하여 배출을 하는데, 이렇게 여행은 막을 내린다. 일반적으로 음식을 먹은 후 24시간이면 배변이 되어 배출되는 것이다.

맹장을 일반적으로 충수라고 하는데 이는 5~7㎝ 정도 되는 관이다. 예전에는 충수염(맹장염)이 있으면, 필요 없는 부분이라고 여겨 대부분 수술을 하여 제거를 했다. 그러나 지금은 면역기능에 관계가 있는 것으로 밝혀지면서 가능한 충수를 살려두는 치료를 한다.

인간의 장 안에는 100종류의 세균이 있는데, 합하면 100조 개나 된다고 한다. 여기에는 이로움을 주는 균과 해로움을 주는 균이 있는데 건강할 때는 이로운 균이, 허약할 때는 해로운 균이 활발하게 움직인다. 그러나 항생물질 등 약에 의하여 균형이 깨지는 경우가 많은데, 이것이 변비나 설사를 하게 만들고 동맥경화나 고혈압, 염증성질환 등을 유발하는 것이다.

때로는 배에서 '꼬르륵' 하고 소리가 나는 경우가 있다. 왜일까? 공복일 때 맛있어 보이는 음식을 보거나 냄새를 맡고 상상을 하면 음식이 위로 들어가지 않아도 조건반사를 일으켜 움직이게 된다. 그러면 비어 있는 위 속에 쌓인 공기가 장으로 보내지면서 소리가 나는 것이다. '꼬르륵' 하고 소리가 나는 것은 위장이 건강하다는 증거이다.

그러면 방귀는 왜 나는 것일까? 장내의 세균이 내용물을 소화시킬 때 여러 종류의 가스가 만들어진다. 이때 음식을 삼키면 공기도 같이 들어오게 된다. 이 과정에서 생긴 공기와 가스는 장관에 흡수되는데, 너무 많이 발생하면 흡수가 안 되어 몸 밖으로 나오게 된다. 이것이 방귀이다. 가스가 많을 때는 냄새가 심하고, 공기가 많을 때는 냄새가 약한 것이다.

방귀는 장의 연동운동 때문에 나게 된다. 병원에서 수술 후에 방귀가 나오면 의사가 안심을 하는 이유는, 위장 수술 후 장의 기능이 회복되었다는 신호이기 때문이다. 그러므로 방귀는 귀찮게 여길 존재가 아니다. 그러나 방귀 냄새가 심하다면 문제가 있다.

변은 약 70%가 수분이고 나머지 30%는 음식물 찌꺼기이다. 그러나 대부분 변은 음식물의 찌꺼기라고 생각하기가 쉽다. 변은 음식물이 소화되어 흡수되지 못한 찌꺼기만으로 되어 있는 것은 아니다. 장관 속에서 번식하고 있는 세균이나 위장의 분비물, 백혈구, 수명을 다하고 장벽에서 떨어진 세포 등이 다량으로 함유되어 있다. 변 전체의 약 9%를 세균이 차지한다.

변으로 만들어지는 과정을 보면, 위 속에서 음식물에 위액을 섞어 분해하여 죽처럼 만들어 십이지장으로 보낸다. 그러면 십이지장에서 소화효소와 담즙, 췌액과 섞인 내용물을 소장으로 보내어 소화가 되게 한다. 소화관 내의 수분은 10리터 정도인데, 소장을 통과하는 과정에서 영양분과 수분의 약 80%가 흡수된다.

소장에서 대장으로 들어올 때까지는 아직 죽처럼 질퍽한 상태이다. 그러나 대장을 지나는 과정에서 수분이 흡수되고, 직장에서 단단한 변이 되어 항문으로 배출된다. 항문으로 배출되는 변에는 약 100cc의 수분이 함유되어 있어 일 회에 반 컵 정도의 수분이 함유되어 있다.

항문이 어떻게 하여 변의를 느끼는지 그 과정을 알아보자. 항문은 나의 생각과 무관하게 움직이는 내항문괄약근과 생각으로 움직이는 외항문괄약근의 이중 장치로 되어 있다. 그래서 평소에는 변이 새어나오지 않는다. 특히 외항문괄약근이 열리는 것은 대뇌에서 명령을 내려야 하기 때문에 잠을 잘 때는 배변을 하지 않는 것이다.

직장에 변이 쌓이게 되면 내압이 팽창하여 그 자극이 대뇌에 전달되기 때문에 배변반응을 일으켜 변의가 생기는 것이다. 이때에 내항문괄약근이 열려도 화장실에 갈 때까지는 외항문괄약근의 힘으로 참을 수 있다. 하지만 변의를 장시간 참으면 반사가 약해져 실수를 하는 경우가 있다.

소장에 오는 병으로는 염증이나 소장암 등이 올 수 있고, 대장에 탈이 나면 대장암이나 대장용종, 대장게실, 과민성장증후군 등이 오게 된다. 이것 모두 생명을 위협하는 질환이다. 또 항문에 질환이 오면 치질이나 치열, 치핵, 치루 등으로 고통을 받게 되는데, 드러내놓고 말을 할 수 없게 된다.

이것들 모두가 혈액순환이 안 되어 산소가 부족해서 오는 병이다. 신경에 산소가 부족하면 뇌에 정보 전달이 안될 뿐만 아니라 지시를 전달받지 못하여 병이 생기는 것이다. 원인은 유해파가 교란하여 신경과 기관이 제 역할을 못하기 때문이다. 이런 경우 필히 유해파를 중화시켜야 치유가 된다.

유해파를 받으면 혈액순환과 산소와 영양 부족, 그리고 신경이 혼선을 빚는다. 그러면 뇌에 상황 전달이 안되어 기관에 지시를 못하는 것이다. 이럴 때 중화만 시키면 정상으로 회복하여 치유와 예방이 된다. 유해파는 만병의 근원인데도 많은 사람이 믿으려 하지 않는다. '소 잃고 외양간 고친다'란 말처럼 병이 든 후에 고치려는 실수를 하지 않기 바란다.

유해파를 중화시키는 방법은 '유해파제로정'을 사용하면 되지만, 여건이 안 되면 앞에서 설명한 한글 문자파장을 사용해도 된다. 그리고 뒤쪽에 설명된 대로 매일 치유 명상을 하면 빠르게 건강이 회복된다. 실행에 옮겨 건강하기 바란다.

간장의 중요성

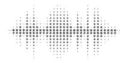

　　간장이 심장과 함께 생명을 유지하는 데 중요한 역할을 하고 있다는 것은 이미 잘 알려진 사실이다. 간은 몸에서 가장 큰 장기로 무겁고 온도가 높다. 간장은 오른쪽 늑골의 뒤쪽에 있으며, 많은 혈액을 가지고 있기 때문에 암자색이다. 간장은 약 2,500억 개의 간세포를 가지고 있는데, 음식물 속에서 섭취한 영양분을 화학적으로 처리하여 그 사람의 몸에 알맞도록 만들어낸다.

　장에서 흡수한 지방은 문맥으로 들어가지 않고 림프관을 경유해서 혈액의 힘을 빌려 간장으로 들어간다. 간은 바로 영양분을 저장하는 창고이다. 흡수한 영양분은 다시 혈액으로 들어가 산소와 함께 온몸의 기관에 보급하게 되는데, 그 양은 일 분에 1,500cc나 된다. 이것이 간장에서 분해되어 글리코겐과 지방 등을 만들어 저장했다가 필요할 때 혈액으로 보내는 것이다.

　담즙은 간장에서 만들어진다. 간장은 소화와 흡수를 돕는 담즙을 만들어 장으로 보낸다. 담낭에 저장된 담즙은 십이지장으로 조금씩 보내는데, 하루에 0.5~1리터 정도가 만들어진다. 간은 재생하는 기능이 있어, 조직이 파괴되면 간세포를 증식시켜 스스로 복구를 하는 것이다.

또 간은 거대한 인체의 화학공장으로 체내에서 들어온 물질을 몸에 맞는 형태로 분해하여 단백질과 지방, 호르몬과 비타민을 만들어 대사한다. 뿐만 아니라 알코올과 니코틴 등 소화과정에서 생성된 유해물질을 분해하여 해독시키는 중요한 장기다.

우리가 먹고 마신 알코올과 음식물에 들어 있는 영양소를 흡수한다 해도 바로 살과 피가 되지 않는다. 이것이 문맥의 혈액과 섞여 간장으로 들어가서 화학적으로 분해시켜 합성이 되어야 인체에 필요한 성분으로 바뀐다. 이 과정을 거쳐서 몸 전체에 보내는 것이다. 이것을 한꺼번에 보내지를 않고, 저장을 했다가 필요한 만큼만 보내어 혈액을 일정하게 유지시키는 것이다.

앞에서도 이야기했지만 간장은 영양소를 다시 분해하여 몸에 맞게 만드는 기능을 가지고 있다. 소장에서 흡수한 영양분은 혈액과 림프액으로 들어가서 문맥과 림프관을 통하여 간장으로 들어간다. 그러면 이곳에서 화학 처리를 하여 몸에 유효한 영양분으로 만든다. 만약 간장이 문제가 있어 정상적으로 기능하지 못하면 음식물을 섭취해도 도움이 되지 못한다.

이 물체는 500종 이상이 되는데 몸에 맞는 형태로 만들어 체내로 들어가면 새로 만든 영양분을 저장했다가 필요한 양만큼만 방출한다. 그래서 혈액의 성분을 일정하게 유지할 수 있는 것이다. 간장에서는 수많은 작용이 화학적으로 이뤄지고 있다. 그 기능이 빠르고 정밀하게 이루어지고 있으므로 간은 생명활동에 중요한 장기인 것이다.

우리가 밥이나 빵, 감자 등 탄수화물을 먹으면 흡수한 영양소를 장에서 포도당과 과당, 갈라토오스 등 단당으로 분해한다. 그런 후 혈액을 거쳐 문맥으로 들어가서 간장에 도착하게 된다. 그러면 포도당으로 바뀌어 몸 전체로 전달되는데, 포도당은 인체에 60조 개나 되는 세포의 에너지원인 것이다. 포도당은 산소에 의해 연소될 때 열을 발생시켜 에너지가 된다.

단백질이 많은 고기나 생선, 콩과 두부 등을 먹으면 장에서 아미노산으로 분해하여 흡수가 된다. 그런 다음 문맥에서 간장으로 보내어 혈액 중 당의 증감에 의해서 아미노산과 지방으로부터 포도당을 만들어 혈액으로 보내고, 일부는 인체에 적합한 단백질로 바꿔 전달한다.

버터나 기름, 육류 등은 지방산으로 분해되어 흡수된 다음 세포에서 다시 지방으로 합성시킨 후 림프관을 거쳐 간으로 들어간다. 또 지방에 녹기 쉬운 비타민(A, D, E, K)과 물에 잘 녹지 않는 비타민(B, C)이 있는 반면, 조리법에 따라 흡수율이 다른 비타민이 있다. 레몬이나 시금치, 당근 등에는 비타민이 많이 함유되어 있다. 흡수된 비타민은 간에 저장되어 몸 안에서 작용할 수 있도록 성분을 변화시킨다.

우리 몸을 형성하여 유지하고 있는 에너지원은 앞에서 언급한 3가지 영양소(당질, 단백질, 지질)이지만 그 작용을 원활하게 하는 것은 비타민과 미네랄이다. 섭취한 비타민은 간에 저장된 영양소인데, 체내에서 작용할 수 있는 형태로 변하여 보급되는 것이다.

단백질은 효소와 혈장에서 2,000여 종을 만들어내는데, 아미노산이 50개 이상 연결되어 단백질이 된다. 우리가 섭취한 단백질은 체내에 저장되어 필요할 때 사용하게 된다. 또 지방은 콜레스테롤을 많게 하여 세포의 막이나 스테로이드 호르몬을 만든다. 이것이 적당하면 혈액의 흐름에 도움이 되지만, 지방질을 많이 먹을 경우 동맥경화의 원인이 될 수 있다.

알코올을 마실 때는 위의 모세혈관에 흡수되고, 나머지는 소장에서 흡수하여 간으로 전달된다, 그런 다음 분해를 시켜 탄산가스와 물로 만들어 몸 밖으로 배출시킨다. 적당한 양의 술을 마실 때는 숙취가 없다. 이것은 간장이 활동하여 배출하기 때문이다. 효소의 양은 사람에 따라 다르지만, 많은 양을 빠른 속도로 마시면 결국 간장이 감당을 하지 못하여 병이 될 수 있다.

알코올을 과하게 마시면 혈액을 마취시켜 뇌신경도 마취가 된다. 알코올이 최초로 분해될 때 아세트알데히드라는 강한 물질이 생겨 구토와 구역질이 날 수 있다. 간은 일정한 속도로 분해가 진행되기 때문에 음주량이 많거나 빨리 마실 경우 이를 따라가지 못한다. 이때 아세트알데히드가 몸 전체에 돌아다니거나, 알코올이 간장에서 분해되지 못하고 뇌에 도달할 수 있다. 그러면 구토중추를 자극하여 두통과 구역질 및 숙취의 원인이 된다.

술을 마시면 해독하는 데에 24시간이 걸린다. 그러나 지속해서 많은 양을 마실 경우, 5년이 지나면 간세포에 중성지방이 쌓여 '지방간'이 되고, 20%가 알코올성 간염에 걸릴 위험이 있다. 간세포는 강한 회복력으로 상처 난 곳을 회복시키려 하지만, 파괴 속도가 빠를 경우 섬유의 조직이 증가되어 간의 기능이 손상된다.

처음에는 술이 맞지를 않아 마시지 못하더라도 계속 마시면 강해진다. 간에서는 3단계로 분해시키는 기능이 있는데, 이때 분해하는 효소의 양이 사람마다 달라 빨리 회복되는 사람이 있는가 하면, 효소가 적어서 느리게 회복되는 사람이 있다. 그러나 계속해서 마시게 되면 분해효소의 작용이 점차적으로 활발해져 술이 강하게 되는 것이다.

간장에서는 알코올뿐만 아니라 약물이나 식품첨가물 등 유해물질을 소화시켜 몸에 도움이 되는 것을 흡수한다. 이 과정에서 독소 등 유해물질을 효소에 의해 유익한 물질로 바꾸고 이물질은 배설하는데, 간이 나빠서 해독하지 못하면 몸 전체로 퍼져 병이 될 수 있다. 때로는 같은 성분의 약을 계속 복용할 경우 내성이 생겨 약효가 떨어지는 수가 있다. 이런 경우 약물에 대한 해독력이 약해졌기 때문이다.

간세포가 재생되는 구조를 알아보자. '침묵의 장기'라고 하는 간장은 3/4을 잘라내도 생명을 유지할 수가 있다. 다른 세포에 비해 2~4배가 높은 염색체가 활동하고 있어서 손상을 입어도 충분히 재생할 여력이 있는 것이다.

그래서 뇌와 심장의 세포는 한번 죽으면 재생이 어렵지만, 간장은 조직이 파괴되어도 스스로 회복을 시키는 기능이 있다. 이러한 회복은 몇 번이라도 반복해서 재생시킬 힘이 있는 것이다. 이와 같은 비밀은 염색체를 많이 가지고 있기 때문이다. 간은 수술로 일부를 잘라내어도 4개월이면 원래 크기가 되어 재생을 멈추게 된다.

간세포는 다른 세포와 다른 특징을 가지고 있어서 핵이 2개인 세포가 많다. 일반적으로 세포의 염색체는 46개인 반면, 간은 2~4배가 많은 염색체를 가지고 있다. 이것은 다리가 잘려나가도 재생되는 도롱뇽과 지렁이, 게와 같다고 할 수 있다. 여기에 재생의 비밀이 숨겨져 있는 것이다.

그러나 간세포의 자위능력이 지나치면 간경변을 가져올 수 있다. 바이러스나 알코올, 약물 등으로 간세포가 손상되는 것이다. 그러면 손상된 간세포를 재생하기 위해 섬유(콜라겐)를 분비하게 된다. 섬유 덩어리가 많이 생기면 매끄럽던 간이 울퉁불퉁하게 되거나 딱딱하게 변해버리는데 이것이 간경변이다.

또 간장은 담즙을 분비하는데, 간의 여러 기능 중에 기억해야 할 것은 담즙의 분비이다. 이것은 97%가 수분인데, 여기에는 파괴된 적혈구의 색소로 만들어진 비리루빈이라는 물질이 포함되어 있다. 그리고 담즙산이 있는데 콜레스테롤을 원료로 해서 만들어져 장의 소화 흡수를 돕게 된다. 소장에 담즙산이 많으면 생산을 줄이고, 적을 경우 생산을 늘려서 양을 조절한다. 간에 질환이 있어서 담즙산의 생산에 방해를 받으면 불필요한 콜레스테롤이 혈액 속에 섞일 수 있어 동맥경화가 될 수 있다. '비리루빈'과 콜레스테롤에서 만들어지는 '담즙산'에는 '콜레스테롤'이 녹는다.

장 속의 소화와 흡수를 돕는 당즙은 간세포에서 만드는데, 혈액의 흐름과 반대로 간의 바깥쪽을 향하여 흐른다. 이 소화액의 대부분이 담낭에 모였다가 담관을 통해 십이지장으로 보내진다. 그 양은 하루에 700~1,000㎖에 이른다.

담즙은 음식에 있는 지방을 녹이고 유화시켜 장내의 지방분해효소가 기능하기 쉽도록 한다. 그리고 장의 운동이 활발하도록 내용물의 흐름을 원활하게 하고, 간장에서 해독작용으로 생긴 필요 없는 물질을 장으로 보내 배출시킨다.

담즙이 막힐 경우 피부와 눈의 흰자위 부분이 노랗게 되는 황달 증상이 생긴다. 원인은 담즙에 있는 비리루빈 때문이다. 바이러스에 의해 간세포가 손상을 입거나 담석 등으로 통로가 막혀 장으로 들어가야 할 담즙이 흐르지 못하는 경우가 있다. 그러면 비리루빈이 혈액으로 들어가 섞이는데, 이것이 피부와 점막에 붙기 때문에 노랗게 되는 황달이 생긴다.

담낭과 담즙이 하는 일

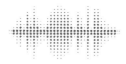

간장에서 만들어진 담즙은 장내의 소화와 흡수를 돕는 일을 하는데, 담관을 거쳐 담낭으로 들어간다. 담관은 간에서 십이지장으로 담즙이 흐르는 관이고, 담낭은 간장 바로 아래에 붙어 있는 기관으로 가지 모양으로 된 주머니이다. 담관과 담낭을 합쳐서 담도라고 하는 것이다.

담즙은 95% 이상이 수분으로 이뤄져 있는데, 담낭에서 그 수분이 농축되어 십이지장으로 들어간다. 그리고 섭취한 음식물도 위에서 죽처럼 걸쭉하게 만들어져 십이지장으로 들어간다. 그러면 그것을 신호로 하여 담낭에서 분비한 담즙과 췌장에서 분비한 췌액과 합류해서 십이지장으로 보내 소화가 시작된다.

담낭의 길이는 7~10㎝이고 폭이 2.5~3.5㎝로, 가지와 비슷하며 주머니 모양으로 된 장기이다. 주머니 안쪽은 주름으로 가득한 점막으로 덮여 있으며, 용량은 40~70㏄가 된다. 담낭에 저장된 담즙은 식사 후 2~3시간 내에 분비되어 소화를 돕게 된다.

담낭은 담즙을 농축시키는 탱크이다. 간에서 생산되어 별도의 통로를 거쳐 십이지장에서 활용된다. 간세포 속에서 혈액과 역행하여 밖으로 향하여 담관을 거쳐 담낭으로 흐른다. 이곳에서 수분을 빼앗겨 10~20배로 농축되는데, 담즙은 황색이지만 농축이 되면 거무스름한 색으로 변한다. 이러한 과정을 거쳐 준비된 담즙은 필요에 따라 십이지장으로 흘러가 소화와 흡수를 돕게 된다.

담낭에 생기는 콜레스테롤 결석과 담관에 생길 수 있는 색소결석이 있다. 콜레스테롤 결석은 고지방과 비만, 스트레스 등이 원인으로 오른쪽 상복부에 심한 복통을 일으킨다. 그러나 자연히 없어지는 경우도 있고 증상을 못 느끼는 경우도 있다. 크기는 모래알에서 호두알 정도의 크기로 다양하고, 100개 이상 나오는 경우도 있다.

또한 담석이 생기거나 담낭의 기능이 나빠질 경우 담즙 속에 세균이 증가하여 염증을 일으킬 수 있는데, 이것을 담낭염이라고 한다. 급성담낭염에 걸리면 발열이나 오한, 오른쪽 상복부에 극심한 통증을 호소하게 된다. 이런 증상이 있을 경우 병원의 진료로 처치를 해야 한다.

담즙은 장 속에서 소화와 흡수를 돕는 기능을 한다. 그러나 담즙 자체에 소화효소가 포함되어 있는 것은 아니다. 그러면 어떻게 소화효소를 돕는지 의문일 것이다. 먼저 십이지장으로 들어오는 췌액 속에는 소화를 활성화시키는 효소가 함유되어 있어 장 속에서 소화효소가 활성화되도록 만드는 것이다. 그것이 음식물 속에 있는 지방을 글리세린과 지방산으로 분해하여 담즙이 기능을 할 수 있도록 하는 것이다.

담즙의 기능으로 인하여 분비된 아밀라아제와 리파아제를 활성화되도록 하는데, 췌액 속에서 소화효소를 활성화시킨다. 담즙 자체에는 소화효소가 함유되어 있지 않다. 그러나 간접적으로 지방의 소화를 도와 십이지장으로 들어가는 지방을 많게 하면 담즙도 자연히 많아진다. 지방산은 물에 녹지 않으므로 담즙이 물에 녹는 형태로 바꾸어 흡수가 쉽도록 도와준다.

대변이나 소변의 색이 변할 때가 있는데, 간장에서 분비된 담즙 속에 수명을 다하여 파괴된 적혈구의 색소와 비리루빈이 들어 있기 때문이다. 이것이 장으로 들어가 변에 섞여 나오면 색이 변하게 된다. 때로는 간 기능이 떨어져 담석 등이 생기게 되면, 비리루빈이 담즙 속으로 들어가지 못하여 혈액에 섞이는 수가 있다. 그러면 비리루빈이 대변에 섞이지 않아 색이 희게 되고, 소변에는 혈액이 섞여 위스키처럼 짙어진다.

아침 기상 후에나 심한 운동을 하게 되면 소변의 색깔이 짙은 황색으로 변할 수 있다. 이것은 오히려 신장 기능이 양호하다는 증거인 것이다. 그러나 갈색이 되거나 거품이 많으면 간장에 병이 있는 것일 수 있다. 또 급성간염일 경우 황달 증상이 나타나는데, 급성일 경우 증상이 나타나기 전부터 소변의 색이 진해질 수 있다.

간에 질환이 심할 경우 손상된 부분을 잘라내야 하는데, 아주 심한 경우가 아니면 잘라도 재생능력이 있어 자라게 된다. 간에 오는 질환은 간경변을 비롯해 간경화, 간염, 지방간, 간암 등 여러 가지가 있다. 간에 병이 생길 경우 목숨이 단축되는 등 생명활동에 지장이 많아진다.

간은 우리 몸의 화학공장으로, 들어온 물질을 몸에 맞는 효소로 바꿔서 피로를 풀어주며 담즙을 분비하여 소화와 흡수를 돕는 기관이다. 그렇게 중요한 간에 무엇에 의해 각종 병이 생기는지 의문일 것이다. 그 원인은 유해파 때문이다. 우리 몸에 필요한 효소 등을 만들려면 혈액순환이 잘되어 산소가 충분해야 한다. 그러나 유해파는 혈액순환을 방해하고, 산소의 소비를 촉진시킨다. 그래서 각종 병이 오는 것이다.

이럴 때는 유해파를 중화시키면 혈액순환이 원활해지고 산소가 풍부해진다. 유해파를 중화시키려면 '유해파제로정'을 사용하거나 한글 문자파장을 사용하면 된다. 그런 다음에 매일 명상을 하여 건강을 회복시켜야 한다. 유해파제로정을 설치하는 방법은 앞에서 설명했고, 명상을 하는 방법은 뒤쪽에 설명해놓았다. 꾸준하게 실행하여 건강한 삶을 살기 바란다.

인슐린과 소화액을 만드는 췌장

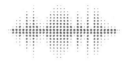

　　　　　췌장은 옥수수 모양으로 된 암황색 기관으로, 이자 밑에 있으며 소화액을 분비하여 소화를 돕는 기관이다. 몸에 필요한 포도당인 호르몬, 즉 '인슐린'을 분비하는 곳으로 현대인들이 많이 앓는 당뇨병과 관련이 있는 장기다. 인슐린뿐만 아니라 글루카곤을 분비하여 혈당을 조절한다.

　췌장은 위 뒤쪽으로 척추와의 사이에 있는 기관인데, 표면에서는 만져지지 않는다. 그래서 예전에는 병이 있어도 발견하기가 무척 어려웠다. 임상경험이 풍부하지 못한 의사는 찾을 수가 없는, 미스터리한 병이었다.

　성인인 경우 췌장의 크기는 길이가 평균 15㎝ 정도이고, 무게는 70~100g이다. 췌장의 기능은 장에서 췌액을 십이지장으로 보내어 소화를 돕는 '외분비'와 인슐린을 혈액으로 분비하는 '내분비'로 구별된다. 여기에서 인슐린이라는 호르몬을 만들어 모세혈관으로 보내는 것이다.

　췌액의 분비는 '외분비'에서 담당한다. 선방세포에서는 췌액이라고 하는 소화액을 분비하여 췌관을 통해 십이지장으로 보낸다. 췌액에는 단백질이 분해되는 트립신과 전분을 분해하는 아밀라아제,

지방을 분해하는 리파아제 등 많은 효소가 들어 있다. 이것이 장에서 소화를 돕는 역할을 하는데, 분비량은 하루에 800~1,500㎖다.

췌장은 십이지장에 접하는 부분, 즉 췌장의 우측이 두부이고 가운데 부분이 췌부, 비장에 접하는 부분이 미부이다. 두부는 폭이 넓은 반면, 미부로 내려갈수록 좁아진다. 췌관은 도관이 합류되어 점차 굵어지면서 십이지장으로 연결된다.

링게르한스섬이라고 하는 세포군은 주로 당의 대사에 관계하는 호르몬을 분비한다. 알파세포에서는 혈당치(혈액속의 포도당 수치)를 높게 하는 글루카곤이 분비되고, 베타세포에서는 혈당치를 낮추는 인슐린을 분비한다. 인슐린은 혈액 속의 포도당을 세포 속에서 흡수할 수 있도록 혈당을 떨어트린다. 몸에서는 이 포도당을 연소시켜 에너지를 얻고, 또 영양소를 활용하여 활기차게 하는 것이다.

이번에는 췌장에서 췌액을 분비하는 원리를 알아보자. 음식물을 보거나 냄새만 맡아도 췌장에서 췌액이 분비되는데, 이는 호르몬이 작용하기 때문이다. 우리가 음식물을 섭취하면 위로 들어가 십이지장으로 보내진다. 그러면 십이지장의 점막에서는 세크레틴과 판크레오티민이라는 호르몬이 분비된다. 이것이 췌장과 담낭을 자극하여 췌액과 담즙이 십이지장으로 흘러들어오게 한다.

음식물이 위장에 들어오면 위산에 의해 산성으로 변하는데, 췌액의 소화효소는 산성에서 전혀 작용을 하지 못한다. 그러나 췌액은 알칼리성이라서 내용물을 중성으로 만들어 스스로 역할을 할 수 있도록 환경을 조성한다. 십이지장으로 들어온 췌액은 투명한 액체로 되어 있는데, 하루에 분비되는 양은 800~1,500㎖ 정도 된다.

소장에 들어온 내용물은 췌액에 있는 소화효소에 의해 본격적으로 소화를 시켜 영양분과 수분을 흡수하게 한다. 췌액은 위장과 타액선에 문제가 있어도 기능을 수행할 수 있는 강력한 소화기능을 가지고 있다. 그것은 췌액의 소화효소가 단백질과 전분, 지방과 핵산을 분해하는 효소를 만들어내기 때문이다.

인간은 이 과정을 거쳐서 활동할 힘을 얻는다. 간장에 글리코겐이 포도당으로 바뀌어 혈액 속으로 들어가면 근육세포에서 이것을 태우게 된다. 이때 나오는 에너지로 우리가 활동할 수 있는 것이다. 이때 세포에 포도당을 보급하게 되는데, 인슐린이라는 호르몬이 그 역할을 하는 것이다. 그러나 이 호르몬이 제 역할을 못하면 혈당치가 상승하여 소변에 포도당이 나오게 되는데 이것을 당뇨병이라고 한다.

췌장의 랑게르한스섬에서 2개의 호르몬을 분비하는데 이것이 혈당치를 조정한다. 혈당치가 높을 경우 췌장은 인슐린 분비를 촉진하여 계속해서 포도당을 세포 속으로 넣어 혈당을 떨어뜨리려 한다. 하나 혈당이 낮으면 글리코겐 분해를 활발하게 하여 혈당치를 높이려 한다.

몸에서 영양분이 제대로 활용되지 않고 포도당치가 높아져 소변으로 배출되는 병이 당뇨병이라고 했다. 어려서부터 인슐린이 분비되는 힘이 약해 당뇨병을 앓는 사람이 있고 과식이나 비만, 유해물질 등으로 당뇨병 환자가 되는 경우가 있다. 당뇨병이 있으면 쉽게 피로해지고 소변의 양이 증가한다. 이런 현상이 있으면 정확한 진단을 받아야 한다.

지방과 탄수화물, 단백질을 소화시키는 췌액은 강력한 소화액이다. 췌장에서 하루에 분비하는 양은 800~1,500㎖나 되는데, 췌액 때문에 췌장 자체가 소화될 염려는 없다. 이유는 아밀라아제와 리파아제 등의 소화효소는 십이지장으로 보내질 때까지 불활성물질이기 때문이다.

장에서는 강력한 소화효소가 분비되어 작용하지만, 췌장에서는 트립시노오겐이라는 불활성물질 상태로 있기 때문에 안전하다. 그러나 장의 점막에서 나오는 엔테로키나아제에 의해 활성화된 트립신이 소화에 참여하기 때문에 에너지를 얻을 수 있다.

담에 문제가 생겨 췌액과 담즙이 장으로 들어가지 못하면 췌액이 역류하거나 감염이 되어 췌장염이라는 병을 일으키게 된다. 알코올을 너무 많이 마셔도 위장이 방해를 받아 췌액의 분비가 많아져 병이 생긴다. 급성으로 췌장에 염증이 생기면 극심한 복통을 일으켜 쇼크 상태가 될 수 있으므로 과하거나 부족하지 않게 하는 것이 좋다.

췌장에 탈이 나서 인슐린 분비가 많거나 모자라게 되면 혈당이 올라가 병이 된다. 췌장은 십이지장이 소화를 잘 시키도록 소화액을 분비하는 곳이다. 이곳이 제 기능을 못하면 혈당이 높아지거나 떨어져 인슐린 과다증이나 저하증이 되어 고질적인 당뇨병이 된다.

췌장에 오는 질환으로는 췌장염이나 췌장암 등 여러 가지 병이 있는데, 치료하기가 어려워 평생 고통받게 된다. 특별한 증세를 느끼지 못해서 모르고 지날 수가 있지만, 생각보다 많은 사람이 병을 앓고 있다. 그런데도 병원에서는 정확한 원인을 모르고, 유전적으로 온다고 생각한다.

과연 원인이 없는 것일까? 이 세상에 원인 없는 질병은 있을 수 없다. 단지 원인을 모르고 있을 뿐이다. 한마디로 말해서 원인은 유해파 때문이다. 앞에서도 언급했지만 유해파는 만병의 근원인데, 다른 곳에서 찾고 있는 것이다. 유해파는 나무의 뿌리와 같다. 가지가 병들면 가지를 자르기 전에 뿌리를 살펴야 하듯 병이 오면 원인을 제거해야 한다.

몸에 유해파의 영향을 받으면 혈액순환이 제대로 안 되어 산소와 영양분의 공급이 원활하지 못하다. 그렇게 되면 췌장이 기능을 못하여 사람의 체질에 따라서 각종 병이 오게 된다. 이때는 유해파가 없는 곳으로 이사를 하든지 중화를 시키면 몰라보게 건강이 좋아진다. 병원에서 치료를 하고 약을 먹으면 호전은 될 수는 있어도 병의 뿌리는 뽑을 수 없다.

병을 치유하고 천수를 누리려면 유해파를 중화시키고 명상을 해야 된다. 앞쪽에 중화시키는 방법이 설명되어 있고, 명상하는 방법은 뒤에 설명되어 있다. '유해파제로정'으로 중화를 시키면 안전하지만, 한글 문자파장을 사용해도 된다. 중화를 시키고 꾸준히 명상을 하여 건강이 회복되어 천수를 누리기를 바란다.

피를 맑게 하는 신장

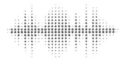

　　　　　신장은 혈액을 정화하고 남은 것을 방광으로 보
내는 역할을 하는 중요한 장기이다. 심장에서 동맥을 거쳐 전신을
돌아온 혈액을 깨끗하게 걸러서 내보내고, 남은 수분과 노폐물을
방광으로 보낸다. 그러면 방광이 저장을 했다가 전립선을 통하여
배출시킨다. 이것이 바로 오줌인 것이다.

　이곳은 혈액을 깨끗하게 걸러 다시 간장과 폐를 거쳐 심장으로
보내어 재활용하게 하는 생명선이다. 이러한 과정을 거치기 때문에
혈액의 성분이 일정하게 유지될 수 있다. 이러한 작용은 내 의지와
는 상관없이 자율신경에 의해서 저절로 이루어지는 것이다.

　신장은 횡경막 아래 등뼈 좌우에 하나씩 있다. 오른편 신장은 간
장이 위에서 압박하고 있어서 왼편 것보다 약간 아래에 있다. 크기
는 주먹보다 약간 큰 편인데, 암적색의 누에콩 모양으로 되어 있는
장기이다. 이것을 콩이나 팥같이 생겼다고 해서 콩팥이라고도 한
다. 여기에서 만들어낸 소변의 양은 하루에 1.5리터 정도가 된다.

　신장은 체내에 알칼리성을 유지하기 위하여 혈액 중의 산성물질
과 알칼리성물질을 방광으로 흘려보낸다. 신장은 혈압을 조절하기
위해 효소와 조혈 호르몬도 분비하며, 비타민 D도 만들어내는 역

할을 한다. 신장 한쪽의 무게는 약 130g 정도이다.

심장에서는 좌우 양쪽 전체의 혈액 1/5을 흘러보내는데, 신동맥을 통하여 신장으로 들어온다. 이때 정화작용을 하여 불필요한 것은 소변으로 배출하고, 깨끗해진 피만 신정맥과 대정맥을 거쳐 다시 심장으로 보낸다. 심장은 펌프질을 하여 이것을 다시 전신으로 보내는 것이다. 이 과정이 혈액순환이다.

우리 체중의 60%는 수분(체액)으로 되어 있다. 체액에는 영양분과 염분 등 신진대사 과정에서 생긴 노폐물도 함께 들어 있다. 그러나 생명을 유지하기 위해서는 물과 염분의 비율이 일정하게 유지되어야 하는데, 노폐물이 수용량을 초과하면 배출을 해야 한다. 이러한 기능을 신장이 하는 것이다.

혈액은 몸 전체를 순환하는 데 약 5분이 소요된다. 이렇게 회전을 하여 신장사구체에서 걸러져 깨끗한 피가 되어 심장으로 되돌아온다. 그 양을 합하면 하루에 1.5톤이나 된다고 한다. 신장은 피막이라는 얇은 막으로 싸여 있는데, 피막의 바로 안쪽에 있으면서 역류하는 것을 막아준다. 폭은 약 1.5cm로 혈액을 여과하는 기능을 가지고 있다. 또한 피질에서 여과시킨 성분 중에 깨끗한 것은 재흡수하는 역할을 하는데, 수십 개의 유두(소용기)로 되어 있다.

다시 말해 신장은 혈관으로 보낸 체액의 성분에서 불필요한 성분을 제거한 후 깨끗해진 혈액만 신정맥에서 대정맥을 거쳐 심장으로 돌려보내는 것이다. 신장 기능이 떨어질 경우 유해물질이 배설되지 못하여 체액에 이상이 생길 수 있다. 이것 때문에 병이 오는 것을 요독증이라 한다.

인체는 7.4% 정도의 알칼리성이 고정적으로 유지될 때 건강하다. 신장과 혈액 중에 산성물질과 알칼리성물질이 많으면 소변을 통하여 배설하게 된다. 그러면 조혈호르몬 분해로 적혈구를 생산하여 골수가 작용할 수 있게 기능을 한다. 그뿐만 아니라 신장에 혈액이 줄어들면 혈압을 높이는 효소를 분비하여 혈액과 비타민 E를 증가시켜 활용할 수 있게 하는 것이다.

신장에서 소변을 만드는 과정은 다음과 같다. 신장에서 생산되는 소변의 근원이 되는 원뇨는 170리터가 된다. 그러나 이것이 그대로 소변으로 배출되는 것이 아니라 영양분 등이 남아 있으면 세뇨관에서 다시 흡수하여 활용한다. 그런 다음 나머지 1%(약 1.5리터) 정도가 소변으로 배출되는 것이다. 당과 염분이 과하면 소변으로 배출되지만 암모니아 등 독성물질이 있으면 무해한 요소로 바꾸지를 못해 배출이 안 되어 병이 된다.

건강한 성인은 배출하는 소변의 양이 1.5리터 정도이고, 색깔은 황갈색이나 황색이다. 성분은 약 95%가 수분으로 이뤄져 있고, 미량의 고형물질도 포함되어 있다. 그중에 가장 많은 것이 요소인데, 단백질이 신진대사 때 사용하고 남은 찌꺼기이다. 그 외에도 염분과 요산 등 여러 가지가 포함되어 있다.

정맥을 거쳐 돌아온 신장의 사구체에서는 혈액을 깨끗하게 걸러 재활용할 수 있도록 심장으로 보낸다. 사구체의 안쪽에는 모세혈관이 실뭉치처럼 뭉쳐져 있다. 심장에서 보낸 혈액이 전신을 순환하여 정맥을 통하여 돌아오면 신장의 사구체에서 수분과 입자성분 등을 걸러내는 역할을 한다. 이것이 다시 폐를 거쳐 심장으로 보내지는데, 사구체의 모세혈관을 거치는 과정에 이뤄진다.

생명을 유지할 수 있게 하는 신장에 네프론이 좌우 합쳐서 200만 개나 된다. 그중에 항상 움직이는 것은 많게는 10% 정도이고, 나머지는 기다리고 있다가 교대로 작용하게 된다. 만약에 신염 등으로 신장에 문제가 있어서 네프론 일부가 기능을 잃게 되면 나머지가 그 기능을 대신하게 된다. 그래서 한쪽 것을 남에게 제공해도 생명을 유지하는 데는 어려움이 없는 것이다.

신장은 심장과 함께 생명을 유지하는 데 중요한 역할을 하고 있다. 인공적으로 만들지 못할 뿐 아니라 기능을 대신할 수가 없다. 신장이 망가질 경우 투석을 하여 목숨은 유지할 수 있어도 천수를 누리지는 못한다. 평상시에 관리를 철저히 하여 질환이 오지 않도록 신경을 써야 하는데, 방법은 유해파를 받지 않도록 하는 것이다.

신장에 질환이 오면 혈액순환 중에 생긴 노폐물을 방광을 통해 배출하지 못하여 쌓이게 된다. 그러면 사구체가 혈액을 정화하지 못하여 여러 가지 병이 오는 것이다. 신우염이나 사구체신장염, 만성신부전증, 신장암 등 신장에 병이 생기는 것은 신장이 기능을 못하여 오는 것이다.

신장은 혈압을 정상화시키고, 성 기능도 활성화하여 삶을 활기차게 하는 기관이다. 이곳에 병이 와서 만성이 되면 치료하기가 어려워 투석이나 이식을 해야 한다. 조기에 치료하면 될 것을 미루다가 호미로 막을 것을 가래로도 막지 못하는 경우가 생긴다.

이곳에 병이 오는 원인도 유해파의 파장 때문이다. 유해파를 중화시켜 만성이 되지 않도록 중화를 시켜야 한다. 중화시키는 방법은 앞쪽에 설명되어 있다. 그리고 매일 치유 명상을 하면 빨리 좋아지는데, 그 방법은 뒤에 설명해놓았다. 꾸준하게 실행에 옮겨 건강이 회복되기를 바란다.

소변을 배출하는 방광과 요도

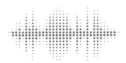

사람이 방광이 기능을 못하여 소변이 쌓이게 되면 독이 되어 병이 된다. 신장에서 불필요한 물질을 방광으로 내려보내 저장하게 되는데 이것이 소변이다. 방광은 소변을 저장했다가 전립선을 통해 배출시킨다. 방광에서 소변이 몸 밖으로 나가는 관이 요도인데 남성과 여성의 길이가 다르다. 남성은 요도의 길이가 20~23㎝인데 비해 여성은 약 4㎝로 짧아 염증이 생기기 쉽다. 남성의 전립선은 사정할 때 정액의 통로 역할도 한다.

방광은 하복부 치골 바로 뒤에 주머니 모양을 하고 있는 기관인데, 이곳에 소변이 찰 경우 뒤쪽 위를 향하여 부풀어오른다. 소변의 양이 많으면 풍선처럼 늘어나고, 적을 경우 줄어들게 되어 있다. 방광 벽의 안쪽은 점막이며 바깥쪽은 평활근으로 압축하는 기능을 가지고 있고, 방광이 비어 있을 시는 벽의 두께가 1㎝지만, 소변이 찰 경우 3㎜로 얇아진다.

방광의 출구에는 무의식으로 움직이는 내활약근이 있고, 의식을 해야 움직이는 외활약근이 수문 역할을 하고 있다. 이 2개의 활약근이 느슨해지면서 소변이 요도로 흘러 배설되는 것이다. 신장에서 피를 걸러내고 남은 이물질은 5초에 한 번꼴로 방광으로 떨어진다.

요관은 지름이 4~7㎝인데 주름을 모아놓은 것 같고 방광의 동쪽 벽을 통과하듯이 되어 있다.

요도는 방광에 소변이 가득 차면 배출하는 통로인데, 이곳에 염증이 생기는 것을 방광염이라고 한다. 주로 여성에게 많이 생기는 병으로, 요도가 짧기 때문에 세균의 침입이 쉽도록 되어 있다. 여성의 요도는 길이가 약 4㎝밖에 안 되고, 직선으로 되어 있어 세균 침입에 약하다. 여성은 방광 출구와 요도 사이에 2개의 괄약근이 있어서 이곳에서 배뇨를 조절한다.

남성은 요도에 있는 괄약근 하나는 사정할 때 정자의 통로가 되어 정액이 흘러나오고, 다른 하나는 소변이 나오는 통로이다. 그래서 여성과 다르게 남성의 요도는 서로 다른 두 가지 역할을 하고 있다. 전립선은 밤알만 한 크기의 요도를 원형으로 둘러싸고 있는데, 고환에서 정자를 만들어낸다. 정자는 정관을 통해 전립선 안쪽 요도로 들어가 전립선에서 전립선액과 함께 분비되어 사정이 되는 것이다.

여성에 비해 남성은 전립선이 길기 때문에 세균의 침입이 어려워 감염될 위험이 적다. 배뇨를 하기 위한 2개의 수문격인 괄약근이 남성의 요도에 있는데, 방광이 요의를 느끼면 괄약근이 느슨해지면서 배뇨를 하게 된다. 이것이 비대해져 요도를 압박할 경우 전립선 비대증이 되는 것이다.

소변을 보고 싶어도 주위 환경이 여의치 못해 억지로 참았던 경험이 있을 것이다. 이럴 경우 최후까지 참을 수 있는 것은 외활약근이 작용하기 때문이다. 일반적으로 요의를 느끼게 되면 방광이 수축되는 동시에 출구인 내활약근이 느슨해진다. 이때 자력으로 외활약근을 이완시키면 소변이 배출되어 방광이 비워진다.

외활약근은 의식적으로 조절할 수 있기 때문에 배뇨를 참을 수 있다. 이 조절기능이 평상시에는 닫혀 있기 때문에 수면 중에 배뇨를 참을 수 있는 것이다. 그러나 참을 수 있는 한계가 있으므로 약 600㎖가 넘으면 자동적으로 배설이 되는 경우가 있다.

소변이 방광 내에 250~300㎖ 정도 차게 되면 이 정보가 신경계를 거쳐 뇌에 전달되어 소변을 보게 된다. 구체적으로 말하면 뇌에 전달된 정보가 신경계를 거쳐 방광의 근육을 수축하도록 명령을 하기 때문이다. 이때 요도의 내활약근이 열림과 동시에 의식적으로 외활약근이 수축되어 배뇨하는 것이다.

면접이나 시험 등으로 긴장될 경우 소변이 차지 않았는데도 화장실에 가고 싶은 충동을 느끼게 된다. 이것은 긴장이 되어 방광의 평활근이 수축해져서 일어나는 증상이다. 이럴 때는 소변이 차지 않았는데도 요의를 느끼게 된다.

방광과 전립선에 질환이 오면 매우 고통스럽다. 방광에 오는 질환으로는 방광염(급성과 만성), 방광암 등이 있고, 전립선에는 전립선암, 전립선비대증, 전립선염(급성과 만성) 등이 올 수 있다. 두 군데 다 소변을 관장하는 기관으로, 병이 있으면 소변 보기가 고통스러워진다.

이 병은 남성보다 여성 환자에게 많고, 요실금까지 겸하게 된다. 남성도 전립선염이나 비대증이 있으면 소변 보기가 힘들다. 흔히 공중화장실에서 소변이 나오지를 않아 끙끙거리는 사람이 목격될 때가 있다. 소변은 몸에 해로운 이물질이 빠져나오는 것이므로 오래 참으면 해가 된다.

비뇨기과에 가서 치료를 해도 별 효과가 없기 때문에 완치가 안 되는 병이라고 말하는 의사도 있다. 만성일 경우는 치료를 하면 호전되었다가 다시 재발한다. 이것은 병의 뿌리를 뽑지 않았다는 표시다. 뿌리까지 완전히 제거하려면 유해파를 중화시켜야 한다. 병의 원인은 유해파이기 때문이다.

유해파가 있으면 혈액순환을 방해하여 산소와 영양을 부족하게 하고, 방광이나 전립선이 제 기능을 할 수 없게 만들어 병이 오는 것이다. 이러한 증상이 있을 시 유해파를 중화시키면 점차적으로 호전되어 낫는다. 우리가 신경을 쓰지 않는 무관심한 곳에 진실이 존재한다.

유해파를 중화시키려면 앞에서 설명한 대로 '유해파제로정'을 사용하면 된다. 그럴 여건이 안 되면 한글 문자파장을 사용하고, 명상을 습관화해야 된다. 한글 문자파장의 효능은 앞에서 설명했고, 명상을 하는 방법은 뒤에 설명해놓았다. 꾸준하게 실행에 옮겨 건강한 삶이 되기를 기도한다.

생명을 탄생시키는 생식기

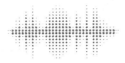

생식기는 생명을 탄생시키는 신비로운 기관으로, 남녀가 서로 판이하게 다른 구조로 되어 있다. 여성은 내부의 생식기가 많은 반면, 남성은 밖으로 보이는 외적인 생식기가 많다고 생각할 수 있다. 그러나 잘 알려지지는 않았지만 남성의 생식기 내부에는 부고환과 정관이 있고, 정낭과 전립선, 그리고 사정관 등이 있어 중요한 역할을 하고 있다.

여성의 생식기는 남성보다 종류는 적지만 중요한 질과 자궁, 난소가 있다. 이처럼 남녀의 생식기는 창조의 사명을 띠고 복잡하며 강하고 섬세하게 되어 있다. 여성의 생식기 구조는 다음과 같다. 먼저 음핵에서부터 시작된다. 음핵은 소음순 앞에 있는 것으로, 극도로 민감하여 성적으로 흥분했을 때 충혈이 되어 발기한다. 남성의 음경에 해당한다고 할 수 있다.

다음은 대음순인데 소음순의 바깥쪽에 있으며, 좌우로 2개의 피부 주름이 있다. 이것은 남성의 음낭에 해당한다. 대음순의 안쪽에 있는 소음순은 좌우에 2열의 피부 주름이 있으며 매우 민감한 부분이다. 다음은 질이다. 질은 관 모양으로 된 기관으로 성교를 하기 위한 교접기와 출산을 하는 산도이다. 내부에는 세균의 감염을 막는 산성이 분비된다.

여성의 자궁은 배 모양을 하고 있는 기관으로 직장과 방광 사이에 있다. 임신이 안 되었을 때는 달걀 크기만 하지만, 임신을 하면 태아를 배양하는 캡슐 역할을 한다. 난소는 난자를 성숙케 하여 방출하고 각종 호르몬을 분비한다. 남성의 고환에 해당하며, 좌우에 한 쌍씩 있다. 난관은 자궁의 안쪽에 있으며 난소로 통하는 관이다. 배란된 난자를 수정시키고 그 수정란을 자궁으로 안내하는 역할을 한다. 다음은 치골이다. 배 안의 골반을 구성하는 뼈로 태아의 머리를 얹는 침대 역할을 하며, 복잡하면서도 섬세한 구조로 되어 있다.

남성의 생식기는 다음과 같다. 우리가 자주 접하는 음경은 여성과 교접을 하고 소변을 배출하는 기관이다. 평상시의 길이는 약 8㎝ 정도이나 발기가 되면 커진다. 음낭은 음경의 뒤쪽에 있으며 좌우로 한 쌍의 외성기가 있고, 속에는 고환과 부고환이 있다. 남성의 외성기는 음경과 음낭 2개로 되어 있다.

고환(정소)은 평평한 알 모양으로 되어 좌우로 한 쌍이 있다. 늘어날 경우 약 70㎝가 되는 기다란 관이 한쪽에 약 1,000개가 들어 있다. 여기에서 남성의 호르몬과 정자가 만들어진다. 부고환은 음낭 속에 있는데, 고환에서 만든 정자를 약 20일간 저장하여 성숙하게 한다. 오래된 정자는 이곳에서 자동 소멸되는 것이다.

전립선은 밤알을 거꾸로 달아놓은 모양을 하고 있으며, 요도를 둘러싸고 있다. 이것이 약산성의 액을 만드는데 정액과 함께 사정되어 정자의 생명력을 높이게 된다. 사람이 나이가 많으면 전립선이 비대해져서 요도를 압박하게 되는데, 그러면 소변이 나오지 않아 고통스럽다. 이것이 전립선 비대증이다.

정관 팽대부와 정낭이 합류하게 되면, 사정관이 전립선 속으로 통과하여 요로에 합류한다. 사정을 할 때는 부고환과 정관의 정액이 요도로 밀려나간다. 그때에 요도와 음경이 절정에 이르러 체외로 정액이 방출되는 것이다. 이것이 남녀 간의 성관계이며, 새로운 생명을 잉태하는 과정이다.

정낭은 정관 좌우에 주머니 모양을 하고 달려 있다. 성기가 흥분하여 절정에 이르러 정자가 정관에서 사출되면 이곳에서 정자도 함께 사출한다. 이 액은 정자에 에너지를 조달하게 되는데, 정액의 2/3를 차지한다. 정액이 흘러가는 길은 부고환에서 복부로 들어간 다음에 방광의 위쪽에서 뒤로 돌아 부풀어 정관 팽대부가 되어 정낭으로 나눠진다.

인간은 10대 중반이 되면 점차적으로 성적인 감각이 성숙되기 시작한다. 그래서 어려서부터 이성에게 관심을 갖기 시작하는 것이다. 생식기에 대한 관심은 몸이 성숙해지면서 시작되는 것으로 생각하기 쉽다. 그러나 실제로는 어머니 자궁에 수정되어 안착한 지 3주 정도 되면 생식기 세포가 자란다. 그 후 점차적으로 성숙하여 정자나 난자로 발육되지만, 사춘기가 되기까지 동면을 하는 것이다.

이런 작업은 생명의 근원인 정자와 난자의 만남에서부터 시작된다. 남녀가 만나서 성관계를 가질 때 다음 세대를 탄생시키는 시스템이 작동되는 것이다. 즉, 사춘기가 되면 생식선 자극호르몬이 발동하여 난포세포가 분열되기 시작하는데 이 과정을 거쳐 난자가 발육한다. 이때 난자와 일치하지 못한 정자는 수정이 안 되고 퇴화되어 사멸된다.

난자가 수정이 되면 모친의 유전정보를 전달받아 자궁으로 들어오는데, 수많은 정자 중에 한 개만 받아들인다. 그리고 체외에서 영양이 보급될 때까지 영양원을 확보하는 등 수정된 정자를 발육시킬 준비를 하여 성숙시킨다. 완전히 성숙하여 완성되면 하나의 인간으로 탄생하게 되는 것이다.

남성의 정자는 매일 고환에서 만들어지고 있는데, 정자의 탄생은 태어나기 전인 엄마의 뱃속에서부터 시작된다. 태아로 성숙하는 시기에 원시생식세포기가 분열하여 정원세포가 되지만, 그 후 동면하고 있다가 사춘기가 되면 잠에서 깨어난다. 이때부터 정원세포가 활동하기 시작하는 것이다. 이것은 뇌하수체에서 생식선 호르몬이 분비되어 작용하기 때문인데, 동면 중인 생식선을 깨우기 위해 스위치를 켜는 것과 같다고 할 수 있다.

사춘기가 되면 남성의 정소 속에서는 정원세포가 몇 차례 분열을 반복하게 된다. 그러면 정모세포와 정낭세포, 정자세포가 되어 정자의 특유한 모습으로 변한다, 그런 다음 고환 속의 내벽에서 정자로 태어나 부고환으로 이동을 한다. 그 후 약 20일이 되어도 사용하지 않은 정자는 자동 소멸된다.

남녀가 교접을 하면 사정한 정자는 꼬리를 흔들며 난소를 향하여 달려가는데, 수정이 되면 꼬리가 끊어지고 두부만 남게 된다. 다시 말하면 정자는 난자를 향해 침입하여 활동을 하면 세포가 분열되기 시작한다. 그리고 남성의 유전정보가 정자에 전달된다.

정자의 두부에는 아버지의 유전정보가 들어 있다. 그뿐 아니라 정자가 난자와 합치될 때 필요한 난막을 녹이는 폭약과 같은 힘의 효소가 들어 있다. 두부의 아래쪽 중간에는 나선처럼 혹과 비슷한 것이 감겨 있는데, 이것이 미토콘드리아로서 정자의 저장고이다. 미부는 미토콘드리아를 에너지로 사용하여 정자에 추진력을 행사한다.

남성의 경우 여성의 나체나 에로틱한 문장을 보거나 야한 상상만으로도 발기가 되는 경우가 있다. 이런 경우 대뇌피질에서 심리적으로 성중추를 자극하면, 이 자극이 요수의 발기중추를 자극하여 발기가 된다. 이것을 중추성발기라고 한다. 여성과 접촉하거나 스스로 성기를 자극해도 발기를 하게 되는데, 이것은 피부의 자극으로 신경을 거쳐 발기중추가 자극되는 것으로 반사성발기라고 한다.

　이런 현상은 음경의 해면체조직이 혈액으로 가득 차서 혈액과 정액이 압박을 받기 때문이다. 그러면 성기가 터질 듯이 충만해져 단단해지고, 크게 팽창하는 것이다. 이때 척추의 발기중추가 '발기하라'라는 명령을 내리게 된다. 음경 안쪽에는 요도를 감싸고 있는 요도해면체가 한 개, 음경해면체는 두 개가 들어 있다. 해면체는 스펀지 모양을 한 모세혈관 덩어리인데, 이 해면체가 충혈하면 발기가 된다.

　사람은 대개 수면 중에 90분 간격으로 렘수면 상태가 된다. 이때 꿈을 꾸고 발기가 되는 경우가 있고, 방광에 소변이 차도 발기중추를 자극하여 발기가 된다. 그러나 소변을 보고 나면 가라앉는다. 자궁 안에 있는 태아도 발기하는 일이 있는데, 이것은 음경, 사타구니, 음낭 등이 양수에 의해 자극되기 때문이라고 한다.

　성기가 수축하여 사정을 하기까지는 다음과 같은 과정을 거쳐야한다. 먼저 고환에서 정자가 만들어져 부고환에 일시 저장된다. 20일이 넘으면 자동 소멸되는데, 정관을 통과한 정자는 정낭에 모아진 다음 정낭액에 의해 성숙하게 된다. 그러면 전립선에서 분비된 정액 속에서 활동을 하게 된다. 흥분이 최고조에 달하면 정자와 정액이 요도로 보내지고, 요도가 수축되어 정액이 사출되는 것이다.

　한 번 더 언급하면, 성적 흥분이 절정에 달할 경우 요도괄약근과 해면체근, 좌골해면체근, 회음횡경 등이 수축을 반복하여 요도전립부에서 요도구로 정액이 밀려나간다. 그러면 근육근의 힘차고 규칙적인 운동으로 인하여 사출하게 된다. 젊을수록 사정의 힘이 강하여 정액이 1m나 나가는 경우가 있다. 그러나 나이가 들면 사정의 힘이 떨어지는데, 남성은 80대가 되어도 30%는 그 기능이 남아 있다고 한다.

성호르몬이 생산되는 과정

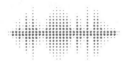

　　　　　호르몬은 몸을 성장시키는 데 필요한 물질이다. 호르몬이라는 것은 원래 '자극하다' 또는 '불러일으키다'란 뜻이라고 한다. 호르몬은 몸 안의 내분비선 또는 간이나 위, 십이지장, 신장 등에서 분비되는 화학물질이다. 이것이 혈액과 체액 등에 의해 관계기관과 세포에 운반되어 촉진시키거나 억제하는 것이다.

　일부 호르몬은 몸 안의 간장과 신장에서 일어나는데, '대사'로 몸과 생식기의 발육에 영향력을 준다. 남성의 경우 호르몬 작용으로 뼈와 근육이 발달하고, 어깨가 넓어지며 가슴이 단단해져 사내다워진다. 수염이 나는가 하면 체모가 바뀌고, 음성이 변하여 어른다워진다. 또 생식기가 발달하여 정자가 만들어져 사정을 한다.

　뇌하수체에서는 다섯 가지의 호르몬이 분비된다. 그중에 갑상선호르몬과 부신피질자극호르몬, 성선자극호르몬, 유선자극호르몬은 이름에 나타나듯 각 부위에 작용하여 호르몬 분비를 촉진시킨다. 그리고 남은 성장호르몬은 전신의 발육을 촉진시키게 된다.

　호르몬을 분비하는 기관은 정해져 있다. 내분비선과 부신, 췌장과 간, 그리고 위, 십이지장, 난소, 고환 등의 기관이다. 이 호르몬의 분비를 촉진하는 곳은 뇌하수체이다. 목 바로 밑에 있는 갑상선은 전신의 세포를 활성화시키는 호르몬이 분비되어 심장과 소화기를 발육시키고, 체온 등을 조절한다.

좌우 신장의 위쪽에 있는 부신은 체액을 균형 있게 조절하는 호르몬으로 혈액 중에 있는 포도당을 조절하는 호르몬이 분비된다. 췌장의 랑게르한스섬으로 불리는 세포군에서는 몸 안의 포도당을 받아들이는 인슐린이 분비된다. 또 정소에서는 남성호르몬을 분비하고, 난소에서는 여성호르몬을 분비하여 몸에 피하지방이 불어나면서 전체가 둥그스름하게 된다.

여성도 남성호르몬의 영향을 일부 받기 때문에 체모가 발모하는 것이다. 이것은 미량의 여성호르몬이 남성에게, 남성호르몬이 여성에게도 분비되어 일어나게 된다. 여성은 생식기가 발육되어 초경을 하고, 이로써 월경이 시작되는 것이다. 유방이 부풀어오르고, 난소에서는 난포호르몬과 황체호르몬이 분비되어 여성스러워지며, 월경의 주기가 조절된다.

남자와 여자로 뚜렷하게 구분되는 것은 초등학교 고학년 무렵이다. 이때부터 대뇌의 성중추가 성숙하기 시작하면서 뇌하수체에서 성선자극호르몬이 분비된다. 그러면 고환과 난소에 작용해 남성과 여성의 성호르몬을 만들어내기 시작한다.

여성은 먼저 유방이 커지는데 이것은 난포호르몬의 작용인 것이다. 유방은 지방이 90%이고 나머지 10%는 유선조직으로 되어 있는데, 아기에게 수유를 하기 위해서이다. 유즙을 나게 하는 것은 유선의 역할이며, 나머지 90%는 수유에 도움을 주지 못한다. 임신을 하면 유방이 커지는 것은 사실이다. 그러나 유방이 크다고 해서 젖이 잘 나오는 것은 아니므로 크기와는 관계가 없다.

여성의 유방을 손으로 쥐었을 때 속에서 딱딱한 것이 만져지는데 이것을 유선이라고 한다. 유선은 한쪽에 15~25개가 있는데, 이곳에서 모유를 만들어 유관과 유두를 통해 유아의 입에 전달된다. 30cc의 모유를 만들기 위해서는 약 12cc의 혈액이 필요하다.

사춘기가 되면 남녀 모두 난포자극호르몬이 분비되어 양이 점차적으로 많아진다. 그러면 여성은 난소의 자극으로 난포가 성숙하여 난포호르몬을 다량으로 분비하게 된다. 이 호르몬이 발육함과 동시에 유방도 커지는 것이다. 여성의 모유는 유방의 유산에서 만들어지는데, 포도당과 아미노산, 지방산 등이 공급되어야 한다. 이것들을 재료로 하여 양질의 유당과 단백질, 지방이 만들어진다.

임신 중에는 뇌하수체에서 유즙호르몬이 분비되는데 이것이 유즙의 분비를 촉진하여 젖이 나온다. 하지만 자궁에 있는 태반에서는 유접 분비를 억제하는 호르몬도 같이 분비되기 때문에 임신 중에는 젖이 나오지 않는다. 젖이 나오는 것은 출산한 지 2~3일 후이며, 젖이 나와도 출산 후 일정한 기간일 뿐이다.

아기가 엄마의 유두를 빨게 되면 흡입력에 의해 반사적으로 유즙 분비호르몬이 분비되면서 젖이 나온다. 동시에 유두의 흡입작용으로 뇌하수체가 옥시토신이라는 호르몬을 분비시켜 유방의 평활근을 수축하기 때문에 젖이 나오기 쉽게 한다. 출산을 하면 태반이 없어지기 때문에 유즙 분비를 억제하는 호르몬이 소실되어 젖이 나오기 시작하는 것이다.

그러면 배란은 어떻게 해서 이뤄지는지가 궁금할 것이다. 생식능력을 가진 여성의 몸에서는 임신을 하기 위해 난소에서 난자를 성숙시켜 배란을 하게 된다. 그러면 자궁내막에서는 수정란이 착상되기 쉽게 자궁내막을 증식시켜 편안한 쿠션을 만든다. 그러나 임신에 실패하면 자궁내막이 벗겨지면서 출혈로 인하여 월경을 하게 된다.

가임기에 있는 여성은 월경을 주기적으로 하게 되는데, 때가 되면 반복적으로 일어나게 하는 것은 호르몬이 작용하고 있기 때문이다. 난소에서는 한 개의 난포가 약 2주일 동안 발육되어 성숙해져 표면으로 나온다. 이러한 작업은 뇌하수체에서 분비한 난포 자극호르몬이 조절하기 때문이다.

난포가 성숙되면 뇌하수체에서 대량으로 방출되는 황체형성호르몬이 일시적으로 작용을 받아 표면의 피막이 파멸된다. 그러면 난자가 난소 밖으로 나오는데 이것을 배란이라고 한다. 밖으로 나온 난자는 몇 시간만 수정의 능력이 있기 때문에 이 시기에 정자와 만나지 못하면 임신이 안 된다.

난자가 배출되면 난포가 움푹 들어가게 되는데, 이곳을 혈체라고 한다. 이렇게 패인 곳은 황체가 되어 황체호르몬을 분비하게 되는데, 이때를 황체기라고 한다. 황체호르몬은 자궁내막을 두텁고 부드럽게 하여 수정란이 착상되기를 기다리게 된다. 그러나 수정이 실패하면 2주일을 기다렸다가 소실되어 월경이 시작된다. 이 월경이 시작됨과 동시에 다시 난포자극호르몬이 분비되면서 난소에는 새로운 성숙난포가 자라는 것이다.

여성의 기초체온은 근육운동, 식사, 정신작용이 이뤄지지 않을 때의 체온이다. 이것을 상승시키는 것은 황체호르몬의 역할이다. 여성은 배란일에 기초체온이 많이 내려가는데, 이후에는 체온이 급격히 상승하여 고온기를 거친 후 월경을 하게 된다. 이때는 저온기로 배란일에 맞도록 되풀이한다.

고온기는 황체기로 난포기보다 체온이 0.5~0.8도나 높아지기 때문에 이 기초체온을 알면 배란 시기를 알 수가 있다. 그로 인하여 임신이나 피임하는 데 도움이 된다고 할 수 있다.

생명을 탄생시키는 정자와 난자

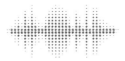

　　　　　수정은 혹독한 시련을 거쳐 정자와 난자가 극적으로 만나는 순간이다. 여성인 경우 태아기의 예비군으로 난자를 700만 개나 생산하는데 이것은 난원세포가 만들어낸다. 이것이 처음 탄생할 때는 많이 만들어내지만, 사춘기가 되면 40만 개로 감소하여 우수한 것만 남는다. 배란이 성숙하여 제 역할을 할 수 있는 것은 400~500개뿐이다.

　남성은 1회에 2억~3억 개의 정자를 여성의 질 안에 사출하는데, 자궁을 통과하는 시간은 약 30분이며 난관까지는 약 45분이면 도착한다. 그러나 도중에 많은 정자가 시련을 겪으면서 죽게 된다. 그것은 자궁경관의 점막과 자궁내막에 있는 백혈구 때문인데, 결국 우수한 정자 1개만이 난자와 결합하게 되는 것이다.

　여기에 도착하기까지 여러 가지 장애물을 이겨낸 우수한 정자만이 난관팽대부에 도달한다. 이 과정에서 수많은 정자가 소멸되고, 이곳까지 들어온 정자의 수는 겨우 100개 이하이다. 여기에서 가장 우수한 것 1개만 난자와 결합하게 되는데, 빠른 것은 사출 후 1시간이면 도착한다. 인간은 몇억 대 일의 경쟁률에서 승리한 우수한 실력을 가졌으므로 서로가 존중을 해야 한다.

이곳까지 정자의 여행은 수많은 난관을 거쳐서 비로소 협동작용을 하기 시작한다. 난자의 주위에는 과립세포라는 방어벽이 쳐져 보호되고 있다. 그러나 정자들은 힘을 합해 이 벽을 허물어 최초 1마리가 통과하면, 문을 닫아 다른 정자의 침입을 막는다. 그러면 정자와 난자가 결합하여 수정이 되는 것이다.

그 과정을 보면, 남성이 여성의 질에 사정을 하면 정자는 꼬리를 흔들며 힘차게 난자를 향해 헤엄쳐 간다. 이때 사정된 정자의 수는 2억~3억 개가 된다. 매분 2~3cm의 속도로 전진하는 정자가 맨 먼저 만나는 장애물은 여성의 자궁경관에 있는 점액이다. 이 점액을 통과할 수 있는 정자는 정상적으로 활동할 수 있는 우수한 것이어야 한다.

드디어 정자는 제2의 관문인 자궁에 도착하게 된다. 이때 여성의 자궁에서는 정자를 이물질로 생각하여 백혈구를 증가시켜 정자를 먹어버린다. 이때 백혈구의 공격을 피한 정자의 수는 약 6만 개 정도인데, 남은 정자는 더욱 힘차게 난관으로 전진을 한다. 그러면 난관에서는 배란된 난자를 이동시켜 정자를 맞이한다. 정자의 움직임은 이때부터 제한을 받고, 난자의 움직임에 따라 결합하여 수정을 하게 된다.

수정이 된다고 다 임신이 되는 것은 아니고 4분의 1은 실패한다. 간신히 수정에 성공하면 수정란은 내부로 운반되어 왕성한 발육과 분열이 시작된다. 그러면 수정 후 3일이면 약 0.2mm가 되고, 모체 내에서도 변화가 일어나기 시작한다. 배란한 후부터 황체호르몬을 분비해 자궁이 충혈되고 발육시켜 내막의 기능을 촉진시켜서 수정란을 받아들일 준비를 한다. 그러면 그때부터 성장을 하기 시작한다. 수정란이 무사히 자궁내막에 착상할 경우 약 1주일 후에 자궁에 수태되어 임신이 되는 것이다.

정자와 난자가 결합되어 수정이 되면 정자는 꼬리가 없어지고, 두부가 팽창해지는 동시에 그 안에 있는 핵도 팽대해지면서 정핵이 된다. 또한 여성의 난자 속에도 난핵이 생긴다. 이때부터 정핵과 난핵이 합체해 아버지와 어머니의 유전자 정보를 갖게 되어 수정이 완료된다. 그러므로 태아의 성별은 수정되는 순간에 결정되는 것이다.

수정 직후부터 수정란은 회전운동을 하게 되는데, 왜 회전운동을 하게 되는지 원인은 밝혀지지 않았으나 이것을 '생명의 춤'이라고 한다. 수정란은 자궁강으로 이동하여 수정한 지 이틀째부터 분열되기 시작해 2배엽, 4배엽, 8배엽이 되어 점점 세포의 수를 증가시킨다. 정자는 사정한 후 30시간, 길면 3일 동안 생명이 살아 있고 난자는 배출한 후 24시간 동안 살아 있다.

때로는 정상적으로 임신이 안 되고 자궁 밖에 임신이 되는 경우가 있다. 그러면 수정란이 발육할 수 없어서 유산이 되거나 난관이 파열된다. 이런 경우 급격한 빈혈이 생겨 모체의 생명이 위험해지므로 반드시 산부인과의 처치를 받아야 한다.

정자와 난자가 만나 수정이 된 직후에는 약 0.2mm 정도이던 수정란이 착상이 되어 모체로부터 영양을 공급받게 되면 점점 발육하기 시작한다. 착상을 할 때는 몇백 개이던 수정란의 성모가 자궁내막에 자리 잡아 영양 보급의 파이프 역할을 한다. 태아(胎芽)의 크기는 작아도 머리와 손발, 뼈와 내장이 될 부분을 전부 갖추고 있다. 임신한 지 1개월이 되면 췌장의 크기가 1cm 정도가 되는데, 이때는 물고기와 비슷한 아가미처럼 하고 있다. 그래서 보기에는 다른 동물과 비슷하여 구별하기가 어렵다.

태아가 모체에서 인간으로 태어나기 위해 임신 가능한 기간은 월경을 한 첫날부터 계산해서 280일간이다. 간단하게 계산해서 최종 월경이 있던 달에서 3을 빼고, 최종 월경일에 7을 더한 수로 계산하면 출산예정일을 알 수 있다고 한다. 임신 개월 수는 마지막 월경을 한 날부터 28일씩을 한 달로 계산하므로 월경이 있어야 할 날에 없으면 이미 임신 2개월이 된 것이다. 만약 2회에 걸쳐 월경이 없으면 3개월로 접어든 것으로 보면 된다.

임신된 지 1개월이 되면 약 0.7㎝가 되어 물고기의 아가미와 비슷하게 긴 꼬리가 달려 있다. 계속 성장하여 임신한 지 5주일 무렵에는 골격, 7주일경에는 뇌가 발달한다. 10주 경에는 대부분의 기관이 갖추어져 사람의 꼴을 하고 있다. 태아는 점차 자라면서 꼬리가 없어짐과 동시에 몸통과 다리가 커지며, 40주가 되면 주름과 배냇머리가 없어진다.

임신 초기에는 음식에 대한 거부반응이 생기고, 특히 신 것을 좋아하는 사람이 많다. 이런 현상은 임신한 지 수주일 사이에 일어나는데, 3~4개월이 지나면 대부분 없어진다. 입덧이 심할 경우 구역질과 구토 등을 하게 되는데 이것은 호르몬 실조나 신장의 혈류 감소, 자궁태반의 빈혈 등으로 오는 것으로 알려져 있다.

태아를 감싸고 있는 난막과 모체의 자궁벽의 일부가 합쳐진 것을 태반이라고 한다. 이것은 태아의 배설기의 역할을 하는 생명유지 장치이다. 또한 많은 영양분을 포함한 용액이나 색소와 면역체를 통과시키게 되는데, 출산 때는 태반도 모체 밖으로 같이 나온다.

생식기에 오는 질환은 주로 남성의 고환에 많이 오는데, 염증이 생기거나 고환암, 고환통증 등이 올 수 있고 이미 설명했지만 전립선이 비대해져 정자의 사출이 어려울 수 있다. 이 같은 질병을 방치

할 경우 정자의 생성이 안 되어 사출이 어렵고 이것이 남성의 불임으로 이어지는 것이다.

여성은 질과 자궁 또는 난소에 질환이 오는데 질에는 질건조증, 냉대하증이 오고 자궁과 난소에는 자궁근종과 자궁내막증, 자궁경부암, 자궁용종, 난소암 등 여러 가지 질병이 오게 된다. 심하면 생명이 위태로워지고 불임이 될 수 있다. 이와 같은 질환을 피하기 위해서는 예방법을 알아야 한다.

원인은 유해파 때문이다. 유해파의 영향을 받으면 혈액순환이 순조롭지 못해 산소와 영양분이 부족하여 기능을 하지 못한다. 인간의 대를 이어주는 생식기에 정자와 난자가 정상적으로 생성되려면, 산소와 영양분이 풍족해야 제 역할을 할 수 있다. 병을 예방하고 건강한 정자와 난자의 만남을 위해서는 유해파를 받지 않아야 한다.

그러기 위해서는 잠자리의 유해파를 중화시키는 것이 최선의 방법이다. 중화시키면 부부가 화합하여 잠자리에서 짜릿한 쾌감을 느낄 수 있고, 새 생명의 탄생으로 기쁨을 누리게 된다. 중화시키지 않으려면 유해파의 영향을 받지 않는 곳을 찾아 이사를 해야 한다.

유해파를 중화시키는 방법은 앞에서 설명한 대로 '유해파제로정'을 사용하거나 아니면 한글 문자파장을 사용하면 된다. 그런 다음 뒤에 설명된 대로 매일 치유 명상을 하면 빨리 건강해진다. 이것은 미신이나 사행성이 아니라, 검증된 확실한 방법이다. 믿고 실행에 옮겨 건강하고 행복하기를 빈다.

병을 고치는 한글파장 그리고 인체의 구조

몸을 지탱하는 골격의 구조

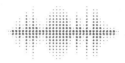

　　골격은 사람의 몸을 지탱하게 해주는 '뼈대'를 말한다. 표현 그대로 이야기하면 뼈의 조합에 의해 몸을 지탱케 하는 지주 역할을 하는 것이다. 뇌와 폐, 심장, 자궁 등의 장기를 외부로부터 보호하는 역할도 골격이 하고 있다. 몸 전체에서 두개골 23개, 척추골 26개, 흉골 1개, 늑골 24개(12쌍), 상지골 64개(32쌍), 하지골 62개(31쌍) 등 206개나 되는 뼈가 지주의 역할을 하고 있다.

　인간은 골격 없이 살만 있다면 문어나 낙지처럼 되어 흐물흐물한 형태일지 모른다. 전신의 206개의 뼈가 몸의 형태를 만들어주고, 두 발로 보행할 수 있게 창조되어 지금과 같은 위대한 사람의 꼴이 된 것이다. 이것은 자력으로 된 것이 아니라 창조주의 섭리에 의해 이뤄진 것으로 감사해야 한다.

　두개골은 하나의 뼈라고 생각할 수 있지만, 사실은 15종류에 23개의 뼈로 단단히 결합되어 있다. 이것은 외부로부터의 충격에서 뇌를 보호하기 위하여 분산시켜서 완화시키기 위함이다. 또 늑골은 12쌍의 관절로 연결되어 전면에 있는 흉골과 연골로 이어져 호흡할 때 수축과 확장을 돕게 된다. 흉곽으로 둘러싼 공간에는 폐와 심장 등 몸에 중요한 장기가 있다.

척추는 24개로 구성되어 있는데, 각각의 뼈 사이에는 추간판이라는 완충장치가 있어 완만한 곡선의 구조로 되어 있고, 그 밑에 선골과 미골이 있다. 이것을 합하면 26개가 되는데, 이 뼈가 기둥 역할을 하는 것이다. 척추와 선골 사이에는 곡선으로 된 갑각이라는 뼈가 있다. 이것은 인간이 두 발로 보행할 때 균형을 잡아주는 기능을 한다.

여성은 남자와 달리 골반이 벌어지도록 되어 있는데, 출산 때 순산을 돕기 위한 것이다. 출산의 통계에 의하면 75도 미만이면 난산이 되고, 70도 미만이 되면 자연분만이 어려워 제왕절개 수술을 해야 된다고 한다. 여성의 엉덩이가 크면 아기를 잘 낳는다는 말이 여기에서 나온 듯하다. 여성에게 자궁이 있기 때문에 인간이 태어난다.

사람의 골격은 생명이 존재하므로 건물을 유지해주는 철근과는 큰 차이가 있다. 뼈는 혈액에서 영양을 공급받고 신경이 통하며, 필요한 성분을 만들어 저장하고 공급한다. 뼈는 5종류로 분류되는데 장골(긴 뼈), 단골(짧은 뼈), 편평골(두개골 등), 함기골(동공이 있는 상악골 등), 혼합골이다. 그중에서 일반적인 것이 장골인데, 몸을 지탱해주는 이상적인 뼈다.

장골은 스펀지 같은 구조로 되어 있으며, 치밀골 안쪽에 있다. 이 뼈에는 작은 구멍이 무수히 많아 그 속으로 혈관과 신경이 통과한다. 또 뼈를 덮고 있는 막을 골막이라고 하는데 외골막과 내골막이 있다. 외골막은 뼈의 바깥쪽을 덮고, 내골막은 안쪽을 덮고 있다. 이 골막은 혈관과 신경이 있어 뼈에 영양분을 보급하고, 지각을 전달한다. 그리고 뼈가 부러졌을 때 복구하는 기능도 가지고 있다.

뼈는 직선으로 된 것도 있지만 완만한 곡선을 그리고 있는 것도 있다. 이것은 뼈의 강도를 강하게 하기 위한 것이다. 이 곡선의 원리는 철교 건설 등에도 활용되고 있다고 한다. 치밀골은 외골막의 안쪽에 있는데 이름에서 알 수 있듯이 틈이 없고 단단한 뼈로 치밀하게 구성되어 있다. 그 안에 골세포가 규칙적으로 이뤄진 층상골이 있으며, 혈관과 신경이 종횡으로 지나간다.

대퇴골처럼 큰 뼈는 매우 중요한 역할을 한다. 이 뼈의 중심부는 텅 비어 있어서 골수(피를 만드는 근원인 액)로 가득하다. 이 골수는 성인의 경우 적색수와 황색수로 되어 있는데, 적색수에서는 혈액이 되는 재료가 만들어진다. 황색수는 지방조직으로 되어 있지만, 혈액이 부족할 때는 혈액을 만들어낸다.

인체에서 가장 작은 뼈는 귓속에 있는 망치골과 모루골, 등자골 3개로 이뤄진 이소골이다. 망치골은 길이 약 9㎜이고 무게는 약 24㎎이다. 또 모루골은 약 7㎜에 27㎎이며, 등자골은 높이가 3.3㎜이다. 반대로 가장 큰 뼈는 대퇴골인데, 남성은 길이가 약 41㎝이고, 여성은 약 38㎝ 정도다. 중앙 작은 곳의 직경이 남성은 약 2.62㎝이고, 여성은 약 2.35㎝ 정도이다.

골아세포는 뼈를 만드는 작용을 하는데, 조골세포라고도 한다. 이것이 차츰 성장하여 골화가 진행될 경우 골세포가 되는 것이다. 뼈는 칼슘과 인을 저장하여 몸의 기능을 정상화되게 하는 데 중요한 영양소로 사용되고 있다. 뼈 안에는 칼슘이 99%, 인이 85%가 저장되어 있어 부족할 경우 공급을 받는다.

또 뼈가 부러졌을 때에도 골아세포가 활약하여 복구하게 된다. 성인의 경우에도 골아세포와 파골세포가 힘을 합하여 뼈를 새롭게 만들어내고 있다. 그리고 혈액의 칼슘 농도를 일정하게 유지되도록 저장을 한다. 골아세포와 칼슘이 부족하면 골다공증의 위험이 있다.

다음은 뼈가 어떻게 성장하는지 알아보자. 뼈는 생명이 있기 때문에 몸의 성장에 따라 같이 성장하는 것이다. 뼈의 성장 과정에는 결합조직세포가 골아세포로 바뀐다. 여기에는 이곳에 석탄염류 등이 달라붙어 골세포가 되는 '경합조직성 골화'와 '연골성 골화'가 있다.

뼈가 성장하기 위해서는 뼈끝에 있는 골단연골이 길이와 방향을 결정하는데 도움을 주고, 또한 골막이 뼈의 굵기를 결정한다. 뼈를 만드는 골아세포 외에도 파괴하는 파괴세포가 있다. 이 두 종류의 세포 때문에 뼈가 새롭게 만들어지고 있다. 예를 들어서 골반처럼 뼈끼리 붙어서 하나의 큰 뼈가 되는 것이다.

성인의 뼈는 206개인데 비해 신생아 때는 약 350개의 뼈가 있다. 수정란이 어머니의 자궁에서 발육을 한 지 7주 정도 지나면 뼈가 되는 연골이 생기기 시작한다. 이 세포가 계속해서 성장하지만 태어났을 때처럼 아직 연골 상태이다. 신생아일 때는 머리와 몸이 부드럽고 목을 가누지 못하는 것도 아직 연골 상태에 머물러있기 때문이다.

신생아라서 뼈가 아직 성숙되지 않았을 때는 내강이 없다. 그러나 성장하여 파골세포가 생기기 시작하면 안에서부터 뼈를 흡수해 나가기 시작한다. 그러면 새로운 뼈를 만드는 골아세포가 활발해지기 시작한다. 이 두 세포가 힘을 합하여 흡수를 반복하면 뼈를 균형 있게 성장시키는 것이다.

뼈는 그 사람의 나이를 알 수 있는 기준이 되기도 한다. 왜냐하면 뼈의 성장은 나이와 함께 진행되므로 그 진행 정도를 알면 그 사람의 나이를 알 수 있다. 이것을 뼈의 연령이라고 한다. 몸 전체의 뼈를 조사하면 연령을 알 수 있지만, 성장 과정을 확실히 알기 위해서는 손을 근거로 하게 된다.

이와 같은 방법은 법의학에서 자주 사용한다. 남녀 모두 35세를 기점으로 뼈의 중량은 감소하게 된다. 특히 산후의 여성이나 칼슘 섭취를 기피하는 사람은 칼슘 부족으로 뼈가 부러지기 쉬운데, 일부러라도 칼슘 섭취를 많이 하는 것이 좋다.

칼슘은 습기에 강하기 때문에 풍화가 잘 안되지만, 적당한 자극과 중력을 주지 않을 경우 약해지기 마련이다. 골다공증은 칼슘이 부족할 때 생긴다. 골아세포는 비타민 D에 의해 생기므로 칼슘이 많은 음식을 섭취하고, 태양의 빛을 쏘이면서 운동을 습관화해야 한다. 일광욕이나 운동은 칼슘을 축적시키는 데 도움이 되기 때문이다.

뼈가 단단한 것은 칼슘이 풍부하기 때문이다. 그러나 뼛속에 동공이 생겨서 약해지는 것은 칼슘 부족 때문인데, 그럴 경우 골다공증이 생기게 된다. 골다공증이 있을 경우 허리와 등이 아프고, 작은 충격에도 골절이 되기 쉽다. 이것은 파골세포와 골아세포의 균형이 무너져 파골세포의 기능이 더 활발해지기 때문이다.

뼈는 부러져도 스스로 재생하는 능력을 가지고 있는데, 노인이 되면 뼈에 탄력이 없어서 잘 부러지기 쉽다. 그러나 젊은이나 어린이는 뼈가 튼튼하여 잘 부러지지 않지만, 강한 힘의 충격을 받으면 어린나무가 꺾이듯 휘어져 금이 갈 수 있다. 그러나 부러진 나무에서 수액이 흘러나오듯 사람의 뼈에서도 혈액이 나와서 골절된 부위를 메우게 된다.

골절은 두 가지로 나눠지는데 하나는 뼈가 부러진 폐쇄성 골절이고, 또 다른 하나는 상처가 나서 피부 속의 뼈가 드러나는 개방성 골절이다. 뼈가 보이는 골절일 경우 뼈가 조각난 것으로 생각하기 쉬우나 정확하게 말해서 개방성 골절이고, 뼈만 부러진 것은 수쇄골절이다. 그러나 뼈가 부러져도 골막에서 분비된 골아세포(조골세포)가 작용하여 뼈를 복구시킨다.

다시 말하면 부러진 뼈의 혈관이 터지면서 피부 안에 출혈이 되어 피의 덩어리가 생긴다. 이것이 혈관을 막아 출혈을 멎게 하여 부러진 뼈의 틈새를 메우는 응급조치를 한다. 그러면 부러진 뼈의 골막에서는 골아세포가 부러진 부위에 집결하여 분열하면서 혈관과 살의 조직을 만들어 회복시키기 시작한다.

뼈가 부러지면 골절 부위를 깁스로 고정하게 되는데, 이때 부러진 뼈와 뼈 사이를 이을 때는 약간의 틈을 두는 것이 치료가 잘되고 빨리 붙는다. 이유는 적당한 압력이 가해지면 골아세포가 활발하게 분비되어 뼈의 내부를 잘 붙게 하기 때문이다.

다음은 등뼈가 어떤 구조로 되어 있으며, 어떤 역할을 하는지 알아보자. 등뼈에는 뇌와 연결된 혈관과 근육과 신경이 집중되어 있다. 여기는 척추골과 완충작용을 하는 추간연골 26개가 세밀하게 연결되어 있어서 전후좌우로 자유롭게 움직일 수 있게 한다. 움직이는 동작뿐만 아니라 보행 시에 스프링 역할을 하여 충격을 흡수하는 것이다.

우리가 점프를 하여 착지할 때에 뇌에 충격이 가지 않도록 하고, 또 등뼈와 발에 충격이 덜하도록 하는 것도 연골이 스프링 역할을 하기 때문이다. 뿐만 아니라 신경의 중추인 척수도 보호를 한다. 만약 등뼈를 다칠 경우 몸의 여러 기관이 같이 둔해지게 된다.

목 부분에는 7개의 경추가 머리를 받히고 있고, 흉추에는 12개의 뼈가 좌우에 있는 늑골과 연결되어 있다. 요추에는 요골이라고 불리는 5개의 뼈가 있는데, 상체를 굽힐 때 힘이 많이 들어가는 부분이다. 그 외에도 골반과 연결된 선골이 있고, 꼬리뼈라고 하는 미골이 있다.

인대는 척추가 흩어지지 않도록 하고, 추간연골이 튕겨나가지 않게 이음매 역할을 하여 고정시키고 있다. 척추는 몸 전체에 연결되어 있는 신경다발이고, 추간연골은 척추의 충격을 완화시켜주는 완충장치이다. 등뼈에는 척추골이 추간연골을 좁게 하면서 뼈와 뼈끼리 연결되어 있다.

추간판헤르니아란 갑자기 허리를 뒤틀거나 무거운 것을 들 때 추간판에 무리가 가서 추간연골의 일부가 튀어나오는 것을 말한다. 이때 척추신경이 압박을 받아 요통이 생기는 것이다. 그러므로 허리를 움직일 때는 무리가 가지 않도록 무릎을 굽히면서 물건을 서서히 들어올려야 한다.

관절과 근육의 역할

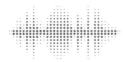

관절은 뼈와 뼈가 연결된 곳, 말하자면 2개 이상의 뼈가 연결된 부분을 말한다. 관절의 형태를 만드는 뼈의 끝부분은 충격을 완화하기 위하여 관절연골이 덮고 있다. 뼈 안에는 혈관에서 혈액이 순환하면서 영양을 공급하게 되는데, 관절연골에는 혈관이 없어서 피는 흐르지 않는다. 때문에 영양을 공급받지 못하고, 관절액에서 영양을 공급받는 것이다.

또한 뼈가 마모되지 않는 것도 관절액과 연골이 있기 때문이다. 뼈와 뼈가 연결된 부분에서는 관절액과 연골이 서로 충돌되는 것을 막아주고 있다. 관절에는 관절두와 이것을 넣는 관절와가 요철처럼 마주 보고 있는데, 관절포라는 조직이 있고 마주 보는 면은 관절연골로 덮여 있다.

인대는 관절이 굽거나 빠지지 않도록 서로를 단단히 고정시키도록 섬유상의 띠가 역할을 하고 있다. 그러나 무리하게 잡아당길 경우 인대가 늘어나 파열이 된다. 그러면 고정된 부분이 풀리면서 빠지거나 끊어질 수 있다. 인대가 파열되는 원인은 무리하게 힘을 가했을 때 일어나는 것이다.

관절의 구조를 보면, 관절면의 움직임을 부드럽도록 하는 활액이

병을 고치는 한글파장 그리고 인체의 구조

라는 점액이 분비된다. 또 관절두와 관절와가 요철처럼 되어 마주 보고 있는데, 주위에는 관절보라는 조직이 싸고 있다. 관절이 아픈 것은 연골이 말라서 뼈끼리 서로 마찰이 일어나기 때문이다.

연골에는 표면이 매끄럽고 부드럽게 하는 것과 완충장치를 하는 두 가지 종류가 있다. 늑골과 늑골을 연결하는 쿠션 역할을 하는 연골은 호흡을 할 때 늑골이 부풀거나 수축하는 것을 돕는다. 뼈의 끝은 대부분 연골로 되어 있는데, 이것은 뼈의 이음매가 손상되지 않게 하기 위함이다.

두개골은 관절의 이음매가 서로 결합되어 있다. 마치 나무로 만든 제품이 서로 맞물려 있는 것과 같다. 하나로 착각하기 쉽지만 실은 조각이 서로 맞물려 있는 것이다. 치아가 고정되어 있는 것도 나무에 못을 박은 것처럼 단단히 박혀 있는 잇몸의 관절이라고 할 수 있다. 또한 접번관절은 문에 달려 있는 손잡이처럼 움직인다.

또 구상관절(구관절)은 구에다가 오목하게 된 구가 결합되는 것이다. 이것은 어떤 방향으로든지 자유롭게 움직일 수 있게 되어 있는데, 고관절 역시 같은 구조로 되어 있다. 무릎관절은 차축관절이라고도 하는데, 접번의 굴신운동에 회전운동을 할 수 있도록 하기 위함이다. 발목은 안관절(안장관절)인데, 승마 시 안장에 앉는 것과 비슷한 형태로 단단히 고정되어 자유롭게 움직인다. 또 평면관절(발)은 뼈에 돌담처럼 작은 틈이 있고, 치밀하게 배열되어 단단하다.

이제 근육이 어떤 기능을 하고 있는지 알아보자. 온몸의 장과 기관에 근육이 없으면 기능은 멈출 수밖에 없다. 근육에는 자신의 의사에 의해 움직이는 수의근과 자율신경에 의해 자동으로 조절되는 불수의근이 있다. 여러 곳에서 근육이 기능을 하고 있지만 대표적인 것은 골격근과 평활근, 심근의 세 종류가 한다. 그중에 골격근은 골격에 부착된 뼈를 움직이게 하는데, 이 일은 수의근의 몫이며 체중의 약 50%는 골격근의 역할이다.

평활근이 하는 일은 내장 등을 만드는 불수의근으로 하는데 내장근이라고도 한다. 소화관에 들어온 내용물을 연동운동에 의해 아래로 보내는 일은 평활근이 하게 된다. 또 심근은 심장을 구성하고 있는 불수의근인데, 쉬지 않고 움직이기 때문에 자면서도 숨을 쉴 수 있고 소화가 되는 것이다.

근육은 종류별로 다른 기능을 하고 있고, 가늘고 긴 근섬유질로 되어 있다. 이 근은 수축의 성질을 가지고 있는 서로가 하나의 핵을 지닌 다발로 되어 있다. 이 다발은 하나 같지만 여러 개가 모여 큰 다발로 만들어진 하나의 근육이다. 가장 작은 근육 다발에는 두 종류의 근이 있는데, 굵은 근과 작은 근이 서로 번갈아서 기능하도록 배열되어 있다.

근육과 힘줄은 같지가 않아 다른 기능을 하고 있다. 힘줄은 팔의 알통을 만드는데, 앞쪽을 만졌을 때 가늘고 딱딱하게 만져지는 것이 힘줄이다. 근육의 양 끝에 있는 힘줄은 콜라겐이라는 결합조직의 힘으로 뼈에 붙어 있다. 그러면서 근육의 힘에 의해 한쪽 뼈를 당겨 운동을 할 수 있도록 한다. 수축할 때 걸리는 시간은 골격근은 순간에 이뤄지고, 평활근은 느리며 심근은 그 중간이다.

내장을 만드는 불수의근은 골격근보다 가늘고 짧은데, 핵이 가운데 있어서 가로줄무늬가 없다. 혈관이나 장, 기관과 요관 등의 장기를 만들고, 위나 방광 등 주머니 모양으로 된 장기와 자궁벽 등을 만드는 근육이다. 자율신경에 의해 움직이며, 이 근육은 내장도 만든다.

운동을 할 수 있게 하는 골격근은 근세포의 핵이 가장자리에 있으며 가로줄무늬가 보인다. 그래서 횡문근이라고도 한다. 골격근은 팔과 다리, 몸 등의 골격에 붙어 있으면서 골격을 움직이는 기능을 한다. 이 근육은 자유의사에 의해 움직이게 하는 수의근이다. 몸 전체의 근육을 동시에 사용하면, 22톤이나 되는 장력을 행사할 수 있다고 한다.

표정근은 말 그대로 얼굴의 표정을 만드는 근육이고, 삼각근은 팔을 올리고 내리는 작용한다. 상완이두근은 팔꿈치를 굽힐 때 수축하는 근육이고, 대퇴근은 무릎을 펴거나 굽힐 때 작용하게 된다. 골격근은 수축과 이완의 근육이 쌍으로 이루어져 이것의 힘으로 운동을 하는 것이다.

그러면 근육은 어떻게 수축작용을 하는지 알아보자. 근육은 쌍을 이루어 서로 끌어당기는 힘이 있기 때문에 수축이 된다. 골격근은 여러 개의 근세포 다발로 되어 있다. 이렇게 뭉쳐진 세포 하나하나가 굵은 근과 가는 근 두 종류로 되어 있다. 대뇌세포에서 '힘을 줘라'라는 명령을 내리면 운동신경을 거쳐 근육세포에 전달된다.

명령을 받은 운동신경이 근육에 힘을 가하면 서로를 끌어당겨 전체의 길이가 짧아진다. 그렇게 해서 굵기가 증가하여 다발로 모이게 되면 '알통'이 생기고 힘을 빼면 근세포도 느슨해져서 두 개의 근이 된다. 이런 원인으로 근육이 수축되기 때문에 우리가 몸을 움직일 수 있는 것이다. 근육을 많이 사용하면 근이 굵어져 보디빌더와 같이 된다. 운동을 많이 하면 근육이 생기는 이유가 이 때문이다.

근육은 쌍으로 되어 있어서 한쪽이 수축되면 다른 한쪽은 이완된다. 그렇게 작용하기 위해서는 에너지를 얻는 곳이 있어야 한다. 우리가 음식을 먹으면 소화기관에서 포도당으로 바꾸게 된다. 이것이 혈액으로 흡수되어 몸의 근육으로 보내지는데, 이렇게 들어온 포도당은 혈액 속의 산소에 반응하면서 에너지를 얻는다.

때로는 어깨가 결릴 때가 있다. 이것은 피로가 쌓였다는 신호인데, 증상일 뿐 의학적인 병명은 아니라고 한다. 목 부분에서 어깨에 이르기까지 당기고 딱딱해지는 것은 근육이 심하게 긴장되었을 때 발생할 수 있는 증상이다. 예를 들어 오랫동안 한 자리에 앉아서 목이나 어깨에 힘을 가하는 일을 하면 긴장되어 피로해질 수 있는 것이다.

이럴 때는 중간에 쉬면서 목과 어깨가 피로해지지 않도록 가벼운 운동을 하여 피로를 풀어줘야 한다. 근육이 긴장하여 피로하게 되면 젖산이라는 물질을 만들기 때문에 피로를 가져온다. 계속해서 무리를 할 경우 만성적인 피로가 쌓여 어깨가 결릴 수 있다. 그러므로 무리를 하지 않고 천천히 쉬어가면서 하는 것이 예방법이다.

인간의 머리 무게는 약 3킬로그램 정도이다. 이것을 가는 목으로 지탱하기에는 무리이며, 근육이 긴장할 수밖에 없다. 그래서 책상에서 한 자세로 앉아 일을 계속할 경우 목과 어깨의 근육이 피로를 느끼는 것이다. 그러면 목과 어깨의 근육인 승모근과 극하근이 수축하여 이곳의 혈관도 수축해 피의 흐름을 나쁘게 한다. 때문에 에너지 공급이 제대로 되지 않아 통증을 느끼는 것이다.

정신적으로 긴장하거나 스트레스를 많이 받으면 근육과 혈관이 수축되어 아플 수 있고, 텔레비전이나 컴퓨터 화면을 오랫동안 볼 경우 피로가 증가하여 어깨가 결릴 수 있다. 뿐만 아니라 안경의 도수가 맞지 않아도 눈에 피로를 주기 때문에 어깨나 목이 아플 수 있다.

사람은 얼굴의 표정을 보고 그 사람의 됨됨이를 평가하게 된다. 매력적인 얼굴과 웃음, 고뇌하거나 슬퍼하는 얼굴, 상사의 기분을 살피는 얼굴 등도 근육의 움직임으로 만들어진다. 표정을 만드는 근육을 표정근이라고 하는데 이것은 안면의 모든 표정에 변화를 가져온다. 그렇기 때문에 표정근이 하는 일은 얼굴의 눈꺼풀과 코, 입 등을 움직여 호감이 가게 하거나 혐오스럽게 만드는 것이다.

얼굴의 근육은 수의근의 역할이지만, 때로는 얼굴이 비뚤어지고 입이 굳어지면서 경련을 일으키는 등 내 의사와는 관계없이 될 때가 있다. 그 때문에 표정을 바꾸려 해도 뜻대로 되지 않는 경우가 있다. 이 같은 행동은 불수의운동이 하는데, 대뇌의 운동중추에 문제가 생겨서 나타나는 것이다.

손과 발의 기능

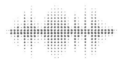

　　　　　손과 발의 근육은 수의근의 역할이며, 가장 많이 움직이는 부분이다. 사람은 두 발로 보행하기 때문에 손과 발이 하는 역할 또한 다르다. 물건을 잡기도 하고 복잡한 동작을 할 수 있으며, 어떤 도구를 사용하는 방법을 기억해 사용하기도 한다. 그리고 발은 자신의 몸무게를 지탱하고, 보행을 할 때 충격을 완화하는 기능을 한다.

　발가락은 손가락보다 짧게 느껴져도, 골격으로 보면 손과 마찬가지로 발가락이 더 길게 되어 있다. 손가락뼈는 물건을 쥐거나 움직일 수 있도록 작은 뼈 27개로 되어 있다. 그런가 하면 뼈가 흩어지지 않도록 인대가 관절을 연결하고 있다. 각각의 손가락 근육 끝에는 힘줄이 손목 부위의 건초에 의해 묶여 있다.

　건초는 글자 그대로 힘줄을 넣는 칼집같이 되어 그 안에 있는 활액이 손가락의 굴신 등을 원활하게 해주는 기관이다. 이 속이 만성적으로 피로할 경우 세균이 감염되면서 염증을 일으켜 곪을 수 있는데, 이것을 건초염이라고 한다.

　뼈 옆에 붙어 있는 측부인대는 동아줄과 부채 모양으로 된 두 가지 종류로 이뤄져 있다. 이것이 복잡한 손가락의 움직임을 돕는다.

또 삭상부가 옆에서 가하는 충격을 완화해주고, 선상부는 관절을 굽히거나 펼 때 닫히고 열리는 기능을 한다. 장측판이라고 하는 연골판은 손가락을 굽힐 때 뼈와 함께 이동되어 막양부가 이완되는 역할을 하는데, 펼 때는 막양부가 긴장하게 된다.

손으로 물건을 잡으려면 손과 손가락의 근육을 움직여야 한다. 이때는 내 의사가 반영되어야 하므로 손의 수의근이 명령을 내리지 않으면 움직여지지 않는다. 잡으려는 물건의 크기와 위치를 확인하고 정보를 대뇌에 전달해야 근육에 명령을 내리는 것이다. 그냥 잡는 것처럼 느껴지지만, 사실 눈에서 뇌로 전달되고 뇌에서 손까지 몇 단계의 정보가 교환돼야 하는 것이다.

손으로 물건을 잡기 위해서는 다른 뼈의 도움을 받아야 한다. 중수골은 수근골과 관절로 연결되어 있고, 새끼손가락과 약지는 유구골과 힘을 합한다. 이렇게 뼈들이 각각의 관절로 연결되어 있어 자유롭게 움직일 수 있는 것이다. 팔에서 손으로 연결된 근육과 손바닥에 달려 있는 손가락도 근육의 힘에 의해 붙어 있다. 이것들이 뇌가 명령을 내려 움직이는 것이다.

새끼손가락만 굽히려 하면 되질 않는다. 이유는 새끼손가락과 약지가 붙어 있기 때문에 독립적으로 움직여지지 않기 때문이다. 뇌에서 명령을 전달하는 신경이 척수에 같이 붙어서 움직이기 때문이다. 그래서 독립적으로 움직이지 못하고, 두 손가락이 함께 명령을 받아야 움직이는 것이다.

발의 골격을 보면 손처럼 되어 있지만 체중을 지탱하기 위하여 발가락이 짧게 되어 있다. 발은 작은 뼈 26개로 구성되어 있는데, 손처럼 인대가 관절에 연결되어 보행을 하기 위하여 근육과 인대가 튼튼하게 되어 있다. 또한 발가락은 근육과 연결되어 각각의 힘줄이 건초에 의해서 발목 부위에 묶여 있다.

체중을 지탱해주는 발의 구조는 내측종족궁이 운동이나 발을 사용할 때 스프링 역할을 하여 충격을 완화해주고, 외측종족궁은 체중을 지탱해준다. 또 횡족궁은 안쪽과 바깥쪽의 종족궁과 협력해 강한 스프링 역할을 하여 발바닥을 안전하게 보호하고 있다.

발끝이 좁은 구두를 계속 신을 경우 엄지발가락이 새끼발가락 방향으로 굽어질 수 있다. 이때 엄지발가락 뼈가 돌출되는 것에 대해 조치를 취하지 않으면 무릎과 고관절에 문제가 생길 수 있는 것이다. 발은 자신의 몸무게를 지탱하는 역할을 하므로 소중히 보호해야 한다.

인간이 걸을 수 있는 것은 골반이 옆으로 벌어져 안정감을 주고, 여기에 지탱하여 완만한 곡선을 그리며 곧게 서 있는 등뼈 덕분이다. 목 아래의 등뼈에는 신경이 들어 있어서 척수가 지나가며, 이것은 뇌와 직결되어 있다. 뇌에서 '걸어라'라는 명령을 내리면 척수의 신경을 거쳐 다리의 각 근육에 전달되어 행동하게 되는 것이다.

대둔근은 엉덩이에 있는 근육으로 두껍고 강하여 고관절뿐만 아니라 무릎 관절도 움직이게 한다. 이 근육의 힘으로 인간이 바로 서서 걸을 수 있는 것이다. 또 비복근은 장딴지 근육과 그 안에 숨어 있는 평목근이 힘을 합쳐 발뒤꿈치를 들어 올리는 기능을 한다. 이 근육의 끝에 있는 것이 아킬레스건으로 여기를 다치면 걷지를 못한다.

사람이 바로 서서 걸을 수 있는 것은 골격근이라는 수의근이 작용하기 때문이다. 물건을 쥘 때와 같이 대뇌의 지시로 이뤄지는 의식적인 움직임 덕분이다. 그러나 같은 운동을 반복하면 무의식적으로 움직이게 되는데, 이것을 수의운동 반사라고 한다. 우리가 발을 움직여 걷거나 뛸 수 있는 것도 이 수의근의 반사작용 때문이다.

발바닥에는 아치형으로 된 공간이 있는데, '발바닥의 장심'이라는 부분이다. 이 아치는 무거운 체중을 지탱하기 위하여 만들어진 것이다. 개중에는 이 아치가 없는 사람이 있는데, 그런 사람을 보고 평발이라고 한다. 평발은 발이 피로해지기 쉽고 몸을 지탱하기에 불편하며, 작은 충격에도 쉽게 넘어질 수 있다. 신생아 때는 발바닥이 평평하지만, 걷기 시작하면 근육과 인대가 발달하여 체중을 분산하기 위해 아치가 생긴다.

어른들은 평발일 경우 발과 허리가 아플 수 있다. 이때는 아치 모양으로 된 깔창을 구두에 깔면 통증을 완화시킬 수 있다. 통증이 없더라도 발가락 끝으로 서는 운동을 하면 아치 형성에 도움이 되는 근육을 강화시키는 데 효과가 있다. 어린이일 경우는 인대와 근육이 약하여 생길 수 있으므로 맨발로 흙 위를 걷게 하면 고칠 수 있다.

뼈는 인간을 있게 하는 골격으로 머리에서 손끝, 발끝까지 형태를 이루고 있다. 이곳에 질환이 오면 온몸에 아프지 않은 곳이 없다. 일일이 병을 거론하기에는 무리가 되어 주요한 몇 가지만 논하려고 한다. 주로 많이 오는 질병은 목디스크, 어깨관절이나 오십견, 허리디스크, 저림과 통증, 고관절 이상, 무릎관절, 발목관절, 발가락관절, 골다공증 등 전신에 병이 오게 된다.

이 병이 오는 것은 유해파 때문이다. 병원에 가면 약이나 시술, 또는 수술을 하여 치료를 하는데 다시 재발하게 된다. 왜냐하면 유해파가 병의 근원인데, 중화를 시키지 않아서 뿌리가 남아 있기 때문이다. 유해파의 영향을 받으면 혈액의 순환이 방해를 받아 산소와 영양분이 부족하게 된다. 그뿐만 아니라 관절의 연골을 손상시키고, 기능을 방해하여 병이 오게 한다.

몸에 이상이 느껴지면 필히 유해파를 중화시켜야 한다. 그러면 입맛이 살아나고 얼굴에 혈색이 돌아오며, 통증이 멎고 심하지 않으면 관절의 연골이 살아난다. 병원에서 수술을 했어도 통증이 멎지 않아 재수술하려는 환자의 침대에 유해파를 중화시켜 수술 없이 퇴원하게 한 예도 여러 건 있다.

'유해파제로정'은 자는 방의 네 모서리에 놓기만 해도 효과가 있지만 이것이 부담이 되면 앞에서 설명한 대로 한글 문자파장을 사용해도 된다. 그런 다음 매일 치유 명상을 하면, 더 빨리 좋아진다. 명상을 하는 방법은 뒤에 설명되어 있으므로 그대로 실행하여 건강하기를 바란다. 병을 치유하는 것은 당신의 노력에 달려 있다.

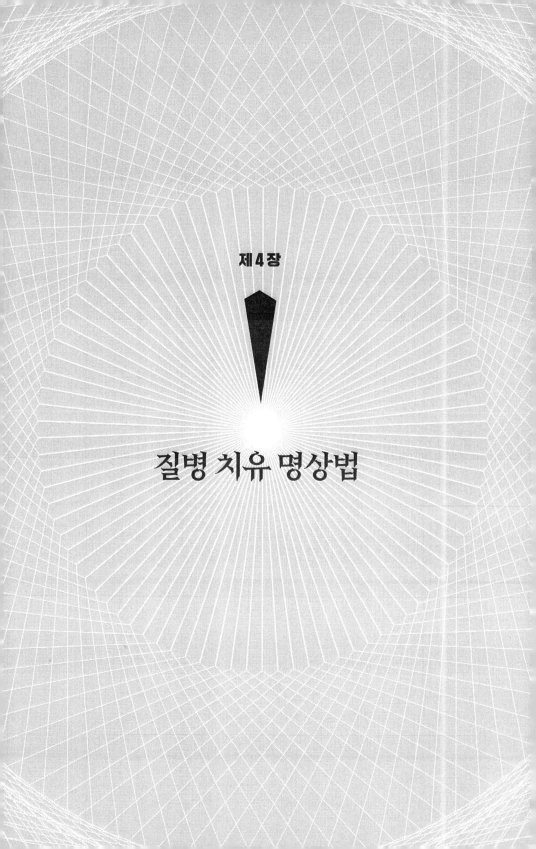

제 4 장

질병 치유 명상법

치유 명상에 대하여

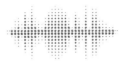

질병이 생기는 부위마다 치유 방법과 명상하는 방법도 다르다. 사람이 살다 보면 아픈 곳이 있기 마련이고, 본의 아니게 고통을 당하게 된다. 원래 인간은 고통 없이 행복하게 살 수 있도록 태어났다. 그러나 성장하면서 자아가 형성되어 물욕의 지배를 받기 때문에 높은 자리를 탐하고, 많이 가지려 하여 불행을 당하는 것이다.

사람은 각자가 가진 그릇의 크기가 다르기 때문에 담을 수 있는 양도 다르다. 또한 그릇은 비어 있을 때는 채울 수 있지만, 가득 차 있으면 아무리 부어도 넘친다. 그와 같이 자신의 분수는 생각하지 않고, 가지려고 욕심을 부리다가 있는 것마저 잃는 경우가 많다. 동물은 아무리 맛이 있어도 배가 부르면 더 이상 먹지 않는다. 새가 날 수 있는 것도 나는 동안에 필요한 에너지만 보충하면 더 이상 먹지 않고 쉬거나 날아다니면서 운동을 하기 때문이다.

제비가 강남에 가기 위해서 필요한 에너지를 보충하면, 더 이상 먹지 않는다. 왜냐하면 욕심을 부려 과하게 먹으면 날 수 없다는 것을 알기 때문이다. 항상 중용을 지켜 모자라지도 않고, 과하지도 않게 채우는 것이 짐승들의 세계다. 그러면서도 짐승은 행복해하고,

병을 고치는 한글파장 그리고 인체의 구조

새는 재잘거리며 노래한다.

행복이 어떤 것인지 생각을 해보자. 내가 아픈 곳 없이 건강하고, 일용할 양식과 그날 사용할 돈만 있으면 행복하다. 그것이 매일 지속된다면 더 이상 바랄 것이 없는 것이다. 그러나 지금 있는 것에 만족하지 못하고 미래를 준비해야 한다며 쌓으려고 하기 때문에 불행하게 된다. 그 때문에 그릇이 넘치는 것도 모르고 욕심을 부리다가 가진 것마저 잃게 되어 고통을 당한다.

사람은 순간에 일어날 일을 모르고 살아간다. 가족의 배웅을 받으며 희망을 품고 출근한 사람이 삶을 마감하고, 자다가 변을 당하여 이승을 떠났다. 이태원의 참사도 예상을 못 했던 일이 정부와 관계기관의 무관심으로 변을 당한 것이다. 갑자기 소식을 접하게 되면 하늘이 무너지는 듯 너무 허망할 것이다. 그래서 우리의 삶은 이슬과 같다는 것을 느껴 욕심 없이 살기로 다짐해보지만, '작심삼일'이라고 금방 본래대로 돌아가는 것이 인간이다.

우리의 행복은 물욕에 있지 않으므로 건강하게 살면서 천수를 누리는 것이 최선의 방법이다. 이제부터 내 몸을 사랑하고 건강을 유지하며 살기 위해는 몸의 각 부위를 생각하면서 명상을 해야 되는데 그 방법을 소개하려고 한다. 하루 20분의 시간을 할애하여 꾸준히 하면 건강해질 수 있다. 아무리 바쁘더라도 자신의 건강을 위해서 이 정도 시간은 낼 수 있을 것이다.

그리고 매 순간 웃음을 잃지 않고 긍정적인 마음으로 이웃을 내 몸과 같이 사랑하며, 매사를 감사하는 마음으로 살아야 한다. 남이 잘되는 것을 질투하지 말고, 실수하는 것을 비난해서는 안 된다. 오히려 잘되는 것을 축하해주고, 잘못을 이해하는 것이 나에게 도움이 된다. 아래에 소개하는 방법대로 꾸준히 명상을 하면 건강이 좋아진다.

먼저 명상파장문자인 '찌ㅎ ㅢ피ㅍㅠ5'라는 문자를 써서 앞에 붙인다. 그리고 몸을 이완시키고 편한 자세로 앉으면 된다. 그렇게 한 다음 파장문자에 집중하면서 머리에서 시작하여 발끝, 손끝까지 온몸의 각 기관과 장을 생각하면서 명상에 집중하면 된다. 명상을 할 때는 잡념을 버리고, 문자에 집중하면서 존댓말로 정성껏 하는 것이 좋다. 내가 살아오면서 내 몸에 대하여 특히 각 기관과 장기에 대하여 감사하고, 사랑한 적은 별로 없을 것이다.

내가 내 몸을 사랑하지 않으면 주위 사람은 물론 사랑하는 배우자라도 깊은 속까지 알 수가 없다. 이제부터 내 몸의 각 부위가 하는 일을 생각하면서 깊은 감사와 사랑을 해야 한다. 내 몸이라고 함부로 할 것이 아니라 인격적으로 대할 때 더 효과가 있는 것이다.

앞에서도 이야기했지만 명상을 하기 위해서는 먼저 마음을 비우고, 편안한 자세로 앉아 몸을 이완시킨 후 각 기관에 집중을 해야 한다. 앉는 자세는 가부좌나 양반다리를 해도 되고, 몸이 불편하면 의자에 앉아도 상관없다. 명상을 돕는 문자인 '싸ㅎㅣ쥬ㅌㅏ7'이라는 문자와 숫자를 써서 붙여도 된다. 그런 다음 허리띠를 느슨하게 풀고 문자를 보면서 명상에 집중하면 된다.

병을 고치는 한글파장 그리고 인체의 구조

각 부위에 대한 명상법

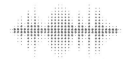

(1) 머리와 뇌

머리에 혈관과 근육, 신경다발이 정확하게 형성되어 맡은 역할을 잘하고 있습니다. 혈관과 근육과 신경이 아주 건강하여 어떠한 병의 징후도 없고 튼튼합니다. 감사합니다. 사랑합니다.

나의 머리에 있는 대뇌와 소뇌, 좌뇌와 우뇌, 전두엽과 측두엽, 두정엽과 후두엽, 뇌간과 해마 등 뇌의 모든 기관이 정상으로 작용하고 있고, 건강하여 아무런 뇌질환의 징후가 보이지 않습니다. 뇌가 기능을 잘하여 정보를 정확하게 입력하고, 기억과 회상을 잘하고 있으며, 뇌경색이나 뇌출혈, 치매, 뇌수막염 등 아무런 뇌의 질환이 없고 튼튼합니다. 감사합니다. 사랑합니다.

(2) 눈

눈의 모든 기관이 정상으로 작용하여 시력이 정상적이고, 눈물샘과 안압이 정확합니다. 각막과 망막이 정상이며, 눈동자 등 모든 기관이 정상으로 작용하여 아무런 질병도 없고 아주 튼튼합니다. 그 래서 백내장이나 녹내장, 황반변성, 각막염 등 아무런 눈병이 없고, 매우 건강합니다. 감사합니다. 사랑합니다.

(3) 코

코의 기능이 정확하여 들숨과 날숨을 잘하고 있으며, 코의 점막 이 기능을 잘하여 들숨에서 들어오는 이물질을 깨끗이 제거하고, 깨끗한 공기만 흡입하여 폐로 보냅니다. 그리고 이물질은 콧물이나 재채기를 통하여 배출하여 들숨과 날숨을 잘합니다. 후각이 정상이 라서 냄새를 정확하게 맡고 날숨을 통하여 이산화탄소를 잘 배출합 니다. 코의 기관이 건강하여 축농증이나 비후성비염 등 아무런 질 환이 없고, 매우 건강합니다. 감사합니다. 사랑합니다.

(4) 입

입의 모든 기능이 정확하여 제 역할을 잘하고 있습니다. 혀가 건 강하여 맛을 잘 알아 어떤 맛인지 구별하고, 치아가 튼튼하게 뿌리 내려 음식을 잘 씹을 수 있게 합니다. 볼과 입천장, 잇몸이 튼튼하 여 제 역할을 잘하고 있으며, 침샘이 침을 분비하여 병균을 없애줍 니다. 입의 기관이 튼튼하여 구내염이나 치주염, 잇몸질환이 없고, 충치나 풍치 등 어떠한 병도 없이 정상입니다. 감사합니다. 사랑합 니다.

(5) 귀

귀의 모든 기관이 튼튼하여 역할을 잘 수행하고 있습니다. 청력이 정상이라서 소리를 잘 듣고 달팽이관이 제 역할을 잘하고 있으며, 평형감각이 중심을 잘 잡아주고 있습니다. 외이도와 내이도가 정상이고, 고막의 상태가 좋습니다. 귓바퀴가 소리를 모아주고 있으며, 중이염과 이명, 이석 등 질환이 생길 가능성이 없고 튼튼합니다. 감사합니다. 사랑합니다.

(6) 목

목의 모든 기능이 정확하게 작용하고 있습니다. 갑상선이 호르몬을 잘 분비하여 몸을 활기차게 만들어주고, 성대가 제 역할을 잘하고 있습니다. 기도와 식도가 정확하게 분리되어 있어 공기는 기도로, 음식물은 식도로 들어가게 자기의 역할에 충실합니다. 목뼈가 튼튼하여 목디스크도 없고 갑상선 질환이 없으며 성대와 기도, 식도 등에도 암이나 염증 등 아무런 질환 없이 깨끗하여 역할을 잘하고 있습니다. 감사합니다. 사랑합니다.

(7) 폐

좌우에 있는 폐가 튼튼하여 제 역할을 잘하고 있습니다. 폐에서는 전신을 돌아온 혈액을 깨끗하게 하여 들숨 때 들어온 공기에서 분류한 산소와 깨끗해진 피와 함께 심장으로 보냅니다. 그리고 산소를 분류하고 남은 이물질과 혈액에 섞인 이산화탄소는 코를 통하여 날숨으로 배출시킵니다. 폐가 깨끗하고 튼튼하여 호흡을 잘하고 있으며, 어떠한 폐질환도 없습니다. 결핵과 폐렴, 폐부종, 폐암 등 아무런 질병의 징후도 보이지 않고 건강합니다. 감사합니다. 사랑합니다.

(8) 심장

심장은 전신에 혈액을 공급하는 기관으로 매우 튼튼하고, 제 역할을 잘하고 있습니다. 깨끗해진 혈액에 산소 및 영양분과 함께 머리에서 손끝, 발끝의 모세혈관까지 돌 수 있게 펌프질을 하고 있습니다. 동맥과 폐동맥을 거쳐 전신으로 보내고, 모세혈관은 혈액이 잘 돌게 빨아들입니다. 피는 생명의 근원인데, 우심방과 좌심방 등 모든 기관이 역할을 잘하고 있으며 상태가 정상입니다. 심근경색이나 협심증, 판막증, 심정지 등 심장 질환이 없고 깨끗하여 어떠한 병의 징후도 없습니다. 감사합니다. 사랑합니다.

(9) 간장

간이 깨끗하고 튼튼하여 기능을 잘하고 있습니다. 간은 거대한 화학작용으로 간 안에 들어온 혈액과 영양분과 모든 물질을 몸에 맞게 분해하여 새롭게 만들어줍니다. 또 피로를 회복시켜주고, 담즙을 분비하여 십이지장으로 보내어 소화를 도와줍니다. 간은 유해물질에 의해 손상되어도 재생능력을 발동하여 회복시키고 있습니다. 간이 건강하여 간염이나 간암, 지방간, 간경변과 경화, 부종 등 아무런 질병이 없이 튼튼합니다. 감사합니다. 사랑합니다.

(10) 췌장

췌장이 제 기능을 잘하여 몸의 포도당 대사를 돕는 호르몬인 인슐린을 알맞게 분비하고 있습니다. 혈당을 정상으로 만들어주고, 췌액인 소화액을 분비하여 십이지장으로 보내 소화를 돕습니다. 췌장이 건강하여 혈당이 높거나 낮지도 않으며, 당뇨병 등 아무런 병이 없습니다. 모든 기능이 정상적으로 작용하여 췌장염이나 췌장암, 당뇨병 등이 없고, 아주 건강합니다. 감사합니다. 사랑합니다.

(11) 위장

위장이 아주 건강하여 위에 들어온 음식물을 소화시킬 준비를 잘하고 있습니다. 위벽 점막에서 소화액을 분비하여 먹은 음식물을 죽처럼 걸쭉하게 만들어 십이지장으로 조금씩 내려보냅니다. 위와 위벽이 깨끗하여 역할을 잘하고 있으며, 매우 튼튼합니다. 위액이 정상적으로 분비되어 음식물을 살균하고, 부패되는 것을 막아줍니다. 위장이 건강하여 위궤양이나 위암, 용종 등 아무런 질환이 없고, 앞으로 생길 가능성도 없습니다. 감사합니다. 사랑합니다.

(12) 십이지장, 소장

십이지장이 건강하고 튼튼하여 위에서 보낸 음식물에 간에서 분비한 담즙과 췌장에서 보낸 소화액을 섞어서 소화가 잘되게 만들어서 소장으로 내려보내어 소화가 잘되게 합니다. 소장에서는 본격적으로 소화를 시켜 영양분과 수분을 흡수하고, 찌꺼기는 대장으로 보냅니다. 십이지장과 소장이 튼튼하고 건강하여 소화를 잘 시켜 십이지장궤양이나 소장의 암이나 염증 등이 없고, 두 기관이 튼튼하여 어떠한 질병의 징후도 없습니다. 또한 깨끗하여 역할을 잘하고 있습니다. 감사합니다. 사랑합니다.

(13) 대장과 항문

대장이 제 역할을 잘하여 완전히 소화가 되게 합니다. 찌꺼기에 남은 영양분과 수분을 완벽하게 흡수하고, 직장에서 변으로 고정화시켜 항문을 통하여 배출시킵니다. 대장과 항문이 건강하여 제 역할을 잘하고 있습니다. 대장에 암이나 직장암, 염증 등 아무런 질환도 없고 튼튼하며 항문도 역할을 잘하여 치질이나 치루, 변비 등 병이 없고 아주 건강하게 변을 배출시킵니다. 진정으로 감사하고, 사랑합니다.

(14) 신장

오른쪽과 왼쪽에 있는 두 신장이 튼튼하여 혈액에 실려온 노폐물을 제거하고, 생명활동을 잘하고 있습니다. 사구체에서 피를 깨끗하게 만들기 위하여 체액성분을 일정하게 유지해주고 있습니다. 맑은 피만 내보내고 혈압을 정상화시켜주며, 성기능도 제 역할을 할 수 있게 도와줍니다. 불필요한 노폐물은 방광으로 내보내어 배출시킵니다. 신장이 건강하여 신우염이나 사구체신염, 신부전(급성, 만성), 신장암 등 질환이 없으며, 역할을 잘하여 기능이 정상적으로 이뤄지고 있습니다. 감사합니다. 사랑합니다.

(15) 방광, 전립선

방광과 전립선이 건강하여 제 역할을 잘하고 있습니다. 방광에 이물질이 차면 전립선을 통하여 변의를 느껴 소변으로 배출시킵니다. 방광과 전립선이 건강하고 깨끗하여 기능이 정상적으로 이뤄지고 있습니다. 방광이나 전립선에 염증이나 비대증, 잔뇨감이 없고 힘차게 배출되고 있습니다. 방광염이나 방광암, 요로결석, 전립선염, 전립선비대증과 혈뇨 등 아무 질병 없이 아주 깨끗하여 건강하게 작용하고 있습니다. 감사합니다. 사랑합니다(여성은 전립선의 길이가 짧고, 질에서 방광까지 완충작용이 없으므로 방광질환을 앓을 수 있어서 신경을 써야 한다).

(16) 팔

어깨관절과 팔꿈치관절, 그리고 손목과 손가락 관절이 제 역할을 잘하여 건강합니다. 관절에 있는 뼈의 이음새에 연골이 형성되어 윤활유 역할을 잘하고 있으며, 인대가 뼈를 단단하게 이어주고 있습니다. 손에 형성된 뼈 27개가 튼튼하여 물건을 잡을 수 있도록 기능을 잘하고 있습니다. 어깨에서 손가락 끝까지 혈관과 근육과 신경이 정확하게 형성되어 제 역할을 잘하고 있으며, 모세혈관까지 피가 흐르고 있습니다.

어깨관절이 제 역할을 잘하여 오십견이나 어깨관절, 석회성건염, 습관성타구 등 아무런 질병이 없습니다. 팔꿈치에도 통증이나 관절염이 없고, 손목에도 염증이나 손목건초염, 손목골절이 없이 건강합니다. 손가락도 관절염과 류마티스가 없고, 손가락부종, 손 저림현상 없이 아주 튼튼합니다. 감사합니다. 사랑합니다.

(17) 척추

척추에 있는 경추(7개의 뼈)와 흉추(12개의 뼈), 요추(5개의 뼈), 미추에까지 혈관과 근육, 신경이 정확하게 형성되어 제 기능을 잘하고 있습니다. 척주 뼈 사이에 연골이 정상적으로 형성되어 있고, 서로 이탈하지 않도록 인대가 잡아주고 있습니다. 제 역할을 잘하여 뼈가 정확하게 형성되어 건강합니다.

경추에 퇴행성관절염이나 경추성염좌 등 병이 없고, 흉추에도 골절이나 통증 등 척추의 변형 없이 건강합니다. 요추인 허리뼈도 튼튼하여 디스크나 탈출증, 협착증, 요추염좌 등이 없고, 미추도 아무런 질환 없이 제 역할을 잘하고 있습니다. 감사합니다. 사랑합니다.

(18) 고관절과 허벅지

골반이 정상적으로 피를 만들고 있고, 고관절이 튼튼하여 역할을 잘하고 있어서 정상입니다. 관절에 연골이 잘 형성되어 윤활유 역할을 하고, 골반과 대퇴부의 뼈가 분리되지 않게 인대가 이음새 역할을 잘하고 있습니다. 엉덩이뼈가 건강하여 혈액을 풍부히 만들어 내고, 허벅지의 힘줄이 튼튼하여 힘차게 걸을 수 있도록 해줍니다. 고관절 뼈가 튼튼하여 제 기능을 잘하고 있으며, 아무런 질병의 기미도 보이지 않습니다.

대퇴부 괴사나 퇴행성관절염이 없으며, 골절이나 탈구의 기미도 보이지 않습니다. 허벅지에도 어떠한 질환이 없고, 넘어지지 않도록 역할을 하여 씩씩하게 걸음을 걸을 수 있도록 합니다. 대퇴부의 근육이 건강하여 하체를 힘 있게 만들어줍니다. 감사합니다. 사랑합니다.

(19) 무릎

무릎관절이 제 역할을 할 수 있도록 연골이 형성되어 윤활유 역할을 하고 있고, 인대가 양쪽의 뼈를 연결하여 건강합니다. 관절이 튼튼하여 씩씩하게 걸을 수 있습니다. 무릎에 물이 차거나 염증이 없고, 매우 튼튼하여 기능을 잘하고 있으며, 아무런 질병이 없습니다. 감사합니다. 사랑합니다.

(20) 장딴지

장딴지에 동맥과 정맥이 양호하게 형성되어 있고, 피의 흐름이 원활합니다. 전신을 돌아 온 혈액이 정체되지 않고, 정맥을 통하여 심장으로 돌아가고 있습니다. 제2의 심장인 장딴지가 튼튼하여 정상적인 역할을 하고 있습니다. 이 과정에서 혈액이 역류하지 않도록 막이 형성되어 제 역할을 잘하여 역류를 막아주고 있습니다. 흔한 정맥류 등 아무런 질환이 없고, 정강이뼈도 튼튼하여 역할을 잘하고 있습니다. 감사합니다. 사랑합니다.

(21) 발목관절

발목관절이 건강하여 제 역할을 잘하고 있습니다. 연골이 잘 형성되어 마찰을 막아주는 윤활유 역할을 하고 있으며, 인대가 뼈를 연결시켜주고 있습니다. 발목을 접질러도 파열되지 않도록 아킬레스건이 튼튼하게 역할을 하고 있습니다. 발목이 건강하여 무지외반증이나 족저근막염, 아킬레스염증, 염좌, 부종 등 관절에 아무런 질병이 없습니다. 감사합니다. 사랑합니다.

(22) 발

발에 있는 26개 뼈가 정상으로 연결될 수 있도록 인대가 역할을 잘하고 있으며, 뼈 사이에 연골이 정상적으로 형성되어 윤활유 역할을 하고 있습니다. 뼈가 분리되지 않도록 인대가 연결시켜주고, 연골이 뼈가 마찰이 되지 않게 역할을 합니다. 몸의 체중(자기의 체중)을 잘 받쳐주고 있어서 종일 움직일 수 있도록 합니다. 발가락관절도 양호하여 연골과 인대가 건강하게 형성되어 있고, 발가락 끝 모세혈관까지 피가 잘 흐르게 합니다. 발바닥과 발가락이 건강하여 발바닥 통증, 발가락 변형, 무좀, 발가락관절통 등 발과 발가락에 아무런 질환이 없고 아주 튼튼합니다. 발끝으로 독소와 병소가 빠져나가고, 몸의 무게를 견디어 종일 움직여도 피로하지 않습니다. 감사합니다. 사랑합니다.

(23) 세포

전신에 있는 60조 개의 세포가 건강하여 장과 기관과 뼈를 정상적으로 형성하고 있으며, 기능을 잘하여 나이보다 젊게 보입니다. 혈관과 근육과 신경이 머리에서 손끝, 발끝까지 온몸에 형성되어 뼈가 튼튼하고, 면역력이 정상입니다. 골다공증도 없고 나이에 비해 젊어 보이며 동안입니다. 온몸에 아무런 질병이 없으며, 매우 건강하여 정상입니다. 진정으로 감사합니다. 사랑합니다.

앞에서 말한 명상법은 기본적인 것만을 언급했다. 여기에서 필요 없는 부분을 빼도 되고, 자기에게 맞는 말을 추가해도 된다. 그리고 질환이 있으면 그 부위에만 집중해서 명상을 해도 되지만, 예방을 위해서는 온몸의 각 부위를 생각하면서 명상하는 것이 도움이 될 것이다.

중요한 것은 얼마나 집중하여 정성껏 명상을 하는가에 달려 있다. 너무 빠르게 형식적으로 하지 말고, 각 부위를 생각하면서 정성껏 해야 한다. 일생을 건강하게 살기 위해 하루 20~30분의 시간을 내는 것은 얼마든지 할애할 수 있을 것이다. 병이 치료되게 하려면 나의 마음가짐이 90%이고, 의사나 약의 도움은 10% 정도이다.

긍정적인 마음을 가지고 낫는다는 확신을 가지면 틀림없이 병을 이길 수 있다. 명상은 잡념 없이 내가 얼마나 내면으로 깊숙이 들어가느냐에 따라서 효과가 달라지는 것이다. 매일 감사하면서 긍정적인 마음으로 꾸준히 하여 건강하기 바란다.

병을 고치는 한글파장 그리고 인체의 구조

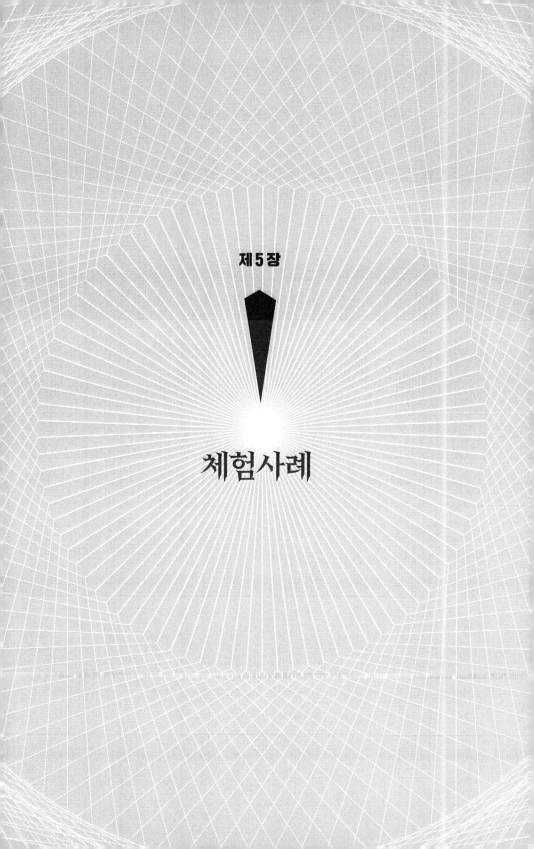

제 5 장

체험사례

체험으로 검증된 유해파 중화의 효과

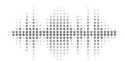

　　어떤 일이든지 체험을 통하여 효과를 입증하게
된다. 각종 약도 판매를 하려면 복용했을 때 효과가 있어야 되고,
치료의 방법도 효과를 봄으로 해서 인정을 받게 된다. 효과가 없고
부작용이 있는데도 자신의 이익을 위해서 판매하고 있다면 그것은
사기의 행위가 되는 것이다.

　세상의 모든 일은 체험과 경험을 통하여 이뤄진다. 과학도 체험
을 통하여 성과가 확인되어 재현성이 있을 때 결정된다. 이처럼 체
험은 중요하고, 무엇을 결정하는 기초가 된다. 그러나 잘 못 판단하
여 신뢰를 잃는 경우도 많다. '코로나19'가 유행하던 초기에는 백신
만 개발되면 안심할 수 있다고 했으나 백신이 개발된 후에는 2차까
지 접종해야 안심할 수 있다고 했다.

　그러나 '코로나'도 진화하여 변이 바이러스가 생겨 3차를 맞아도
효과가 떨어져 4차까지 맞아야 하는 사태가 되었다. 원인은 면역력
이 떨어졌기 때문이라고 한다. 백신을 맞으면 면역력이 올라간다
고 했는데, 몇 개월이 경과되었다고 해서 왜 면역력이 떨어지는 것
일까 하는 의문이 생긴다. 항간에는 백신을 맞아도 별 효과가 없고,
부작용이 생길 수 있다 하여 거부를 하는 사람도 있다.

고전의 장화홍련전을 보면 계모가 전처 딸인 홍련에게 밑 빠진 독에 물을 채우라고 지시한다. 밑이 빠지거나 금이 가 있는 독에는 아무리 물을 부어도 채울 수 없는 것이다. 그와 같이 면역력을 떨어지게 하는 원인을 해결하기 전에는 백신을 맞아도 소용이 없다. 원인은 유해파가 있어 면역력을 떨어뜨리기 때문이다.

앞에서도 이야기했지만 유해파는 면역력을 떨어뜨리는 주범이다. 유해파의 파장을 받으면 혈액순환에 문제를 일으켜 영양분과 산소의 공급을 부족하게 만들어 면역력을 떨어지게 한다. 또 경우에 따라서는 몸의 관계 기관에 기능을 못하게 만들고, 호르몬 생성을 방해하여 질병을 일으키는 원인이 된다. 그래서 면역력이 떨어져 '코로나19'의 퇴치가 어려운 것이다.

잠자리나 오래 머무는 자리에서 유해파만 받지 않으면 코로나에 걸려도 감기처럼 쉽게 해결된다. 가볍게 해결될 수 있는 것을 방법을 모르기 때문에 전 세계가 코로나 때문에 전전긍긍하는 것이다. 백신을 맞은 후 부작용이 있는 사람은 유해파로 인하여 몸의 면역력이 떨어진 사람이다. 그리고 코로나에 걸린 대부분의 사람이 유해파를 받고 있음을 원거리탐사 결과 확인할 수 있었다.

이제부터 유해파 중화로 건강을 회복한 사례 몇 가지만 언급하려고 한다. 나는 유해파를 중화시켜서 아내의 병을 고쳤고, 내가 바로 효과를 본 장본인이다. 아내의 병은 여러 병원에서도 병명이 나오지 않았으며, 치료 방법도 없다고 했다. 절망에 빠져 있었지만 내가 수맥을 배워 중화시킨 후 낫게 되어 70이 넘었는데도 건강하게 살고 있다.

나도 70대 후반인데도 뇌경색이 세 번이나 왔지만, 몰랐던 맥을 찾아 중화시켜 이겨냈고 이렇게 글을 쓰고 있다. 사고로 다치지만 않으면 병이 와도 유해파만 중화시키면 건강을 회복하게 된다. 20년이 넘게 연구하여 중화시키는 방법을 알아냈고, 전국을 돌면서 체험한 일부를 여기에 공개한다. 이 책의 내용은 조금도 과장되지 않았으며, 진실만을 전하려고 노력했다.

살아 있는 사람은 물론 죽은 사람이 묻힌 산소나 납골당에도 유해파가 있으면 온전하지 못하게 된다. 산 사람은 병을 앓게 되고, 죽은 자의 시신이 유해파 위에 묻히면 유전자가 완전히 산화되기까지는 후손에게 피해를 준다. 이것은 조상이 괴로움을 호소하는 신호로, 후손에게 피해를 주어 병이 생기거나 사업에 지장을 주는 것이다. 이런 행위는 후손이 미워서가 아니라 고통 중에 있으니 구해달라는 신호인 것이다.

그러므로 아픈 곳이 있거나 사업에 지장이 있고 집안에 상스러운 일이 있으면 집이나 사업장에 유해파가 있는지 확인해봐야 한다. 그리고 산소와 납골당에도 유해파가 있는지 검사를 해야 된다. 납골당에 모시기 위해서는 화장을 하기 때문에 피해가 줄어들지만, 매장을 한 경우는 직접 피해를 보게 된다.

유해파를 중화시키려면 앞에서 언급한 한글 문자파장이나 '유해파제로정'을 사용하면 효과를 볼 수 있다. 이것을 미신으로 생각해서는 안 되며, 미래의 중요한 과학인 것이다. 현재의 과학으로는 밝히지 못해도 언젠가는 밝혀질 때가 올 것이다. 이것은 변함없는 과학이다. 유해파가 존재하는 것은 확실하며, 중화만 시키면 병이 치유된다. 또한 재연성이 있는 진실된 것이다.

병을 고치는 한글파장 그리고 인체의 구조

죽음에서 구하다

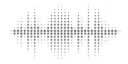

　　　　　　유해파는 원인을 모르는 질병을 만들어내는 주
범이다. 병이 생기는 것은 내 몸에서 스스로 생기는 것이 아니라 잠
자리나 한자리에 오래 머무는 자리에서 유해파를 받기 때문이다.
이것은 확실한 병의 원인인데도 유해파의 원리를 모르기 때문에 원
인을 모른다고 하는 것이다. 병원에서 사진을 찍고 혈액을 검사하
는 등 온갖 방법을 다 해도 확실한 원인은 모른 채 결국 돈만 내버
리고 사람은 망가지게 된다.

　심할 경우 병원에서는 수술을 하면 고칠 수 있다고 하지만, 수술
을 하지 않아도 고칠 수 있는 방법이 있있다. 그런데도 굳이 수술까
지 해야 될 필요가 있겠는가? 그러나 병원에서는 수술을 해도 고치
지 못하면 병이 심해서 더 이상 방법이 없다고 포기한다. 또 어떤
환자에게는 치료가 잘되었다고 하면서도 평생을 약을 먹어야 한다
면서 처방을 한다. 그것은 치료가 되지 않았다는 뜻이며, 증상만 잠
재웠다는 것으로 받아들여야 한다. 치료가 되었으면 다시 약을 먹
을 필요가 없는 것이다.

　환자들은 순진하여 의사의 말을 곧이곧대로 알아듣고 시키는 대
로 한다. 그러다가 재발이 되면 다시 병원을 찾는다. 이런 경우 호

전은 시켰지만, 병의 뿌리는 남아 있다는 증거인 것이다. 그러나 환자들은 너무나 순한 양 같아 의사를 신뢰하는데, 현대의학은 원인조차 밝히지 못한다.

우리의 몸은 외부의 자극 없이는 스스로 병을 만들지 않는다. 외부에서 오는 환경적 요인 때문에 면역력이 떨어져 병이 생기는 것이다. '코로나19'도 면역력이 떨어져서 확진되는데, 면역을 떨어지게 하는 원인이 있다는 것조차 모른다. 그래서 백신만 맞으라고 하는 것이다. 그것은 깨진 독에서 물이 새고 있는데도 계속 물을 붓는 것과 같다. 원인은 유해파 때문인데 그것이 있으면 아무리 백신을 맞아도 헛일이다.

사람들은 과학을 신과 같이 여기는지 과학이 증명하지 못하면 믿으려 하지 않는다. 그런 행위가 오히려 미신이다. 과학이라고 믿었던 것이 새로운 학설이 밝혀지면 지금까지의 과학은 자취를 감춘다. 이렇게 불확실한 과학을 진실이라고 생각하여 절대적으로 믿는 것이 미신행위이다.

진주에 사는 80대 중반의 모 아주머니는 허리가 아프고 잠을 자지 못하고, 기력이 떨어져 누워서 지낸다고 한다. 밥이나 음식을 먹을 수가 없어서 죽으로 연명을 하고, 죽을 날만 기다리고 있었다. 요양보호사가 다녀간 후에는 혼자 있든지 분가해 사는 아들이 와서 옆을 지킨다고 한다.

휴대전화도 반납을 해서 남의 도움 없이는 전화를 할 수가 없고, 대소변을 볼 때도 옆에서 부축을 하거나 기저귀를 착용해야 했다. 365일 외출은 할 수가 없는데도 대학병원의 검사에서도 확실한 병명을 알지 못한다고 한다. 그래서 치료를 해도 효과가 없어서 포기를 한 상태다. 매일 팬티만 입고 있기 때문에 아들 외에 다른 남자

병을 고치는 한글파장 그리고 인체의 구조

의 병문안은 거절한다고 했다.

다행히도 정신은 있어서 남에게 부탁하여 전화는 할 수 있었다. 쉽게 죽는 것도 아니고, 매일 누워서 지내는 삶이 몇 년째 되풀이된다는 것이다. 고통당해보지 않은 사람은 그 강도를 짐작도 못할 것이다. 차라리 목숨이 끊어지기를 바라지만, 인력으로는 안 되는 것이다. 안타깝기 짝이 없다.

이와 같은 소식을 듣고 원격탐사를 해본 결과 몸 전체로 유해파를 받으면서 복부 쪽에 겹쳐져 흐르고 있었다. 이런 경우 잠을 못자고 허리가 아프며, 소화기능에 탈이 나게 된다. 상황을 알면서도 그냥 모른 체할 수가 없어서 '유해파제로징' 4개를 보내어 방의 네 모서리에 놓도록 했다.

그 후 잠은 확실히 잘 잔다고 한다. 그리고 몇 개월 지나서 확실하게 효과를 봤다고 연락이 왔다. 지금은 밥도 먹고 지팡이 짚고라도 공원을 산책하고, 운동을 할 정도로 좋아졌다는 것이다. 반신반의하던 사람이 완전히 효과를 본 것이다. 유해파를 중화만 시키면 누구나 다 효과를 볼 수 있다. 병의 원인이 제거되었기 때문이다.

우리가 하찮게 생각하는 데서 질병이 생길 수도 있고, 아픈 데가 낫기도 한다. 어떤 제품이 효과가 있는지 사용해보지 않고는 모른다. 그러므로 효과가 없으면 반품하는 조건으로 해야 피해를 면할 수 있다. 사용해보지도 않고 지레짐작으로 거부하는 것은 기회를 놓치는 것이다. 지금까지의 고정관념에서 벗어나 새로운 방법을 택하는 것이 기회가 될 수가 있다.

치매 환자를 고치다

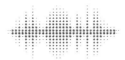

       치매에는 예쁜 치매가 있고 난폭한 치매가 있다. 난폭한 치매를 앓는 환자는 폭력과 욕설까지 하므로 가족이 여간 고통스러운 것이 아니다. 말없이 집을 나가서 길을 잃고 헤매는 일이 있으면 온 가족이 비상이다. 얌전한 치매이든 포악한 치매이든 오지 말아야 할 병인 것만은 확실하다.

  왜 치매가 와서 본인은 물론 가족들까지 고통을 받아야 하는 것일까? 원인은 자는 자리의 상체, 특히 머리 쪽에 유해파가 있기 때문이다. 이런 경우 불면증이나 우울증을 겸하는 경우가 대부분이다. 유해파가 뇌기능을 교란시키고, 머리의 혈액순환을 방해하여 영양분과 산소를 부족하게 한다. 그러면 뇌가 기억을 상실하여 치매나 뇌질환이 오게 된다. 원인인 유해파만 중화시키면 치매나 뇌질환이 올 염려가 없다.

  우리의 뇌는 몸 전체가 필요로 하는 혈액 25%를 소비하는 기관이다. 그래서 혈액과 산소가 부족하면 기능에 이상이 와서 기억과 재생이 안 되는 것이다. 그렇게 되면 성격이 난폭해지거나 순한 양처럼 된다. 경우에 따라서는 사람을 알아보지 못하여 엉뚱한 사람으로 기억하기도 한다.

뇌는 몸의 중추기관으로 여기에서 정보를 받아 각 기관으로 보내고 지시를 하는 중요한 역할을 한다. 이곳이 문제가 생겨 제 기능을 못하면 치매뿐만 아니라 전신에 질환이 올 수 있는 것이다. 옛날에도 치매는 있었지만 지금처럼 많지 않았으며, 지역에 따라서 노망이라고 불렀다.

충청도에서 직장생활을 하는 A씨는 인천에 사는 노모 때문에 걱정이 많다고 한다. 노모가 치매를 앓고 있어서 신경을 써야 하기 때문이다. 그러나 직장이 충청도에 있어서 주말에나 돌볼 수 있었다. 요양보호사가 온다고 해도 매일 올 수 없고, 일주일에 3일간 3시간 머물다가 간다. 그러나 어머니는 혼자서는 식사도 못하고 화장실 가는 것도 힘들어서 친척에게 부탁하는 것도 한계가 있었다. 몸은 직장에 있어도 마음은 모친에게 가 있다고 한다.

그런 A씨가 광고를 보고 유해파를 중화시켜보겠다는 결심을 하고 주문한다고 전화를 했다. 그래서 설명서와 함께 제품 4개를 보내면서 방의 네 모서리에 놓도록 했다. 그 후 A씨가 전화를 했는데 유해파를 중화시킨 후 노모는 치매기가 사라져서 혼자서 식사를 하고 화장실도 간다는 것이다. 노모 때문에 마음을 놓을 수가 없었는데 이제는 편안하게 직장생활을 할 수 있게 되었다며, 생명의 은인이라고 생각한단다.

그 후 A씨는 마음 놓고 직장생활을 하게 되었다. 그러한 방법으로 중화를 시키면 쉽게 치유되는 것을 몰랐다며, 늦게 알게 된 것이 후회가 되지만 좋아져서 다행이라고 한다. 이것은 자연이 주는 에너지로 누구나 쉽게 효과를 볼 수 있는데, 신뢰하지 못하여 안 하는 것이다.

또 용인에 사는 60대인 B씨는 병원에서 치매 초기라는 진단을 받았다. 걱정이 태산 같았는데, 그때 마침 해외에 나갈 일이 생겨서 집을 떠나게 되었다. 다행히 해외생활에서는 치매의 증상을 느끼지 못했다고 한다. 그 후 해외생활을 무사히 마치고 2년 만에 원래 살던 집으로 돌아왔다. B씨는 과거 치매라는 진단을 받은 것이 생각나서 다시 검사를 받았는데, 지금은 괜찮다는 진단이 나온 것이다.

원인이 수맥 때문인 것으로 생각되어 중화를 의뢰하기로 하고 연락을 했다. 탐사를 한 결과 침대 자리에 유해파가 있어서 치매 증상이 올 수가 있던 곳이다. 상세히 설명을 한 후 중화를 시켜줬다. 중화를 시킨 후 10여 년이 되었는데도 치매가 올 기미를 보이지 않고 있다. 유해파는 치매뿐만 아니라 여러 가지 질병을 유발하는 원인이다.

그러나 많은 사람이 병원에서 고치지 못하는 병을 유해파 중화로 고칠 수 있느냐며 믿지를 않는 것이 문제다. 만병의 원인인 유해파만 받지 않으면 치매는 오지 않는다. 이 같은 진실을 외면하면 치매는 고칠 수 없고, 본인과 가족의 고통은 환자가 세상을 떠날 때까지 계속될 것이다.

유해파는 강한 바위도 깨뜨리는 힘을 가지고 있는데, 연약한 사람쯤이야 병들게 하는 것은 식은 죽 먹기라는 것을 기억하기 바란다. 유해파를 중화시키면 아픈 곳이 해결되어 건강하게 살 수 있는 것이다.

백혈병이 치유되다

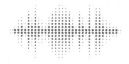

　　백혈병은 혈액종양으로 암의 일종이다. 혈액은 적혈구와 백혈구, 혈소판이 균형이 맞아야 하는데 미성숙한 백혈구가 정상치보다 많아지면 기능을 못하여 백혈병이 된다. 그러면 다른 혈구가 줄어들면서 기능을 못하여 생명까지도 위협을 받게 된다.

　　백혈병은 급성과 만성 두 가지가 있는데, 둘 다 얼굴이 창백해지고 빈혈이나 어지럼증이 오게 된다. 뿐만 아니라 출혈이 있고 피부의 홍반, 발열, 체력 저하가 있으며 비장이나 간이 비대해진다. 이병은 난치성 질환으로 알고 있지만, 원인을 제거하면 치료가 되는 병이다.

　　현대의학은 운동부족이나 생활습관, 유전적인 것을 원인으로 의심하지만 사실은 유해파 때문에 오는 것이다. 유해파는 혈액순환에 가장 위험한 적이다. 피가 묽거나 탁하게 만들어 정상적인 생활에 지장을 준다. 그러면 적혈구와 백혈구, 혈소판의 균형이 깨져 병이 온다.

　　화성시에 사는 K씨는 잠을 자지 못한다면서 중화를 부탁한다. 그래서 약속한 날에 화성으로 가는 도중에 친정어머니가 전화를 했다. 딸이 백혈병으로 서울 S병원에 입원을 했다며 집을 중화시킨 후 병원으로 와달라는 것이다. 집에 도착하여 탐사를 한 결과 수맥이 많아서 병이 나게 되어 있었다.

1층에는 시댁 식구가 살고 2층에 부부가 사는데 1층에 사는 시누이도 허리가 아파서 수술을 했고 한다. 당사자 부부는 잠을 못 자고 방에서 거실로, 거실에서 방으로 밤새 헤맨다고 한다. 1층과 2층을 중화시키고 나니 해가 저물었다. 그렇다고 환자를 외면할 수가 없어서 서울에 입원해 있는 병원으로 갔다.

병원에 도착하니 친정엄마가 기다리고 있다. 딸이 입원한 방에도 수맥이 많은 것 같다며, 딸의 병이 나을 수 있게 조치를 취해달라고 간절히 부탁한다. 그러나 문제가 있었다. 무균실에 입원하고 있어서 보호자 한 사람만 들어갈 수 있다는 것이다. 또 병실에 있을 때는 병원에서 지급한 균을 제거하는 옷을 입어야 한다는 것이다. 그래서 내가 그 옷으로 갈아입고 들어가려고 했는데 불행히도 간호사에게 발각되고 말았다.

여성에 비해 덩치가 큰 관계로 간호사의 눈을 속일 수가 없었던 것이다. 입원실로 들어가려는 순간 저지당했다. 위장술은 실패로 끝났지만 방법이 없는 것은 아니다. 보호자를 휴게실로 불러 침대를 그리게 한 후 원격탐사를 하여 수맥 유해파가 지나가는 곳에 표시를 했다. 그리고 그곳에 설치하라고 일렀다. 첫 번째 작전은 실패했지만 두 번째 작전은 성공적으로 끝난 것이다.

그 후 한 달이 다 되어도 소식이 없다가 드디어 소식이 왔다. 퇴원을 했다는 것이다. 의사가 퇴원할 만큼 좋아졌다며 퇴원을 허락했다고 한다. 그러면서 있을 수 없는 일이 일어났다며 신기해하더라는 것이다. 혹시 환자가 꾀병을 부린 것 아니냐며 농담까지 하고 이제는 통원치료만 하면 된다고 하더란 것이다. 이렇게 빠른 효과는 처음이며, 급성은 원인만 제거되면 치료가 쉽게 된다는 것을 알았다.

환자의 집은 완전히 잔치 분위기였지만, 살던 곳으로 가기를 거부해 친정에 머물고 있었다. 친정엄마는 유해파가 없는 집을 골라 달라고 부탁을 한다. 그래서 몇 군데를 탐사하여 기(氣)가 좋은 곳을 골라서 그곳에 보금자리를 마련했다. 만일의 상태를 대비하여 제품을 설치해줄 것을 요청해서 네 모서리에만 설치해줬다.

한번 위험한 일을 당한 사람은 또다시 그런 일을 당할까 봐 전전긍긍하게 된다. 이 환자 집안도 마찬가지였다. 시어머니는 며느리가 죽으면 어린 손자 둘을 어떻게 키울 것일지 걱정이고, 친정엄마는 딸을 살리려고 온갖 방법을 다 쓰고 있었다. 며느리의 질환 때문에 자기에게 닥칠 불행만 생각하는 시어머니가 너무 미웠다.

그 후 세월은 흘렀지만 환자는 완치 판정을 받았다. 그리고 친정엄마는 오산에 새 아파트를 분양받아 이사를 하여 그곳도 유해파를 중화시켰다. 그렇게 회오리바람은 지나가고 평화로운 가정이 되었다.

불치병 환자가 동메달을 따다

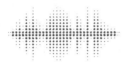

　　　　사람의 운명은 잠자리에서 결정된다. 그러나 그런 원리를 아는 사람이 별로 없는 것 같아 안타깝다. 유해파 때문에 사람이 아프고, 사업에 지장이 있는데도 방관만 하고 있다. 병이 오는 것은 물론 불치병도 유해파 때문에 오는 것이다. '코로나19'가 세계 각국을 뒤흔들고 있는 것도 유해파의 파장 때문이다.

　경기도 광주에 사는 한 아이는 운명이 바뀐 전형적인 케이스다. 이 아이는 돌이 지나도 서지를 못하고, 이상한 증세를 보여 병원을 찾았지만 원인을 모른다고 하더란 것이다. 그래서 서울 대학병원에서 정밀검사를 해도 원인을 찾을 수 없었다. 병원에서는 계속 치료를 해보자고 해서 시키는 대로 했지만 효과는 없었다고 한다.

　아들을 살리려고 병원에 드나들면서 집안의 재정은 바닥이 나서 결국은 집까지 팔고 셋방살이를 하게 되었다. 그러나 아들은 좋아질 기미가 없고, 병원비 때문에 방세를 내지 못해 셋방에서도 쫓겨나는 신세가 되었다. 집안이 완전히 파산하기에 이른 것이다.

　갈 곳이 없어진 P씨는 광주의 어느 산골 지인의 산장에 방을 빌려 살게 되었다. 그 내용이 모 방송에 소개되었는데, 원격탐사를 해본 결과 거기도 수맥이 심했다. P씨는 택시를 운전하여 연명을 하고 있었다. 그 사무실의 전화가 컨테이너에 적힌 것이 화면에 비치는 것을 발견하고 바로 입력하여 연락을 했다.

연락을 받은 부모는 펄쩍 뛰면서 자기는 돈을 지불할 능력도 없고, 교통비도 줄 형편이 안 된다며 거절을 한다. 원래 돈을 받으려고 생각했다면 연락도 하지 않았을 것이라며, 차비를 줘도 받지 않는다고 설득을 했다. 처음부터 무상으로 봉사하기 위하여 연락한 것이다. 물론 부산에서 동서울까지 고속버스를 타고 광주의 어느 면소재지까지 가려면 교통비만 해도 많이 들어간다. 그러나 대가를 받으면 봉사가 아닌 것이다.

겨우 설득을 하여 승낙을 받았다. 면소재지에서 차를 타고 산골로 한참을 가니 집이 보인다. 옆에 개울이 있는데, 개울물의 압력에도 뼈가 부러진다고 한다. 뼈가 골절된 횟수만도 50여 차례나 된다며 한숨을 내쉰다. 조그마한 개울물의 압력에도 뼈에 금이 가는데 수영장의 물은 흐르지 않고 잠잠하여 괜찮다고 한다. 그래서 수영을 시키고 있다고 한다.

산장의 방 한 칸에는 주인의 가재도구가 쌓여 있는데, 그곳은 기($氣$)가 좋은 곳이었다. P씨는 다른 방 한 칸과 거실을 쓰고 있는데 수맥이 TV에서 본 것과 같이 많이 흐르고 있었다. 심지어는 뱀이 들어올 때가 있다고 한다. 유해파에 대하여 설명을 하고 완벽하게 중화를 시켰다. 봉사로 했다는 만족감 때문인지 모르지만 중화를 시키고 돌아오는 발걸음이 가볍게 느껴진다. 한 가정의 불행을 막아줬기 때문이다.

그 후 몇 개월이 지나도록 소식이 없다가 8월에 전화가 왔다. 아들이 울산에서 개최한 전국 장애인 체육대회 수영 부문에서 동메달을 2개나 땄다고 한다. 몇 m인지는 오래돼서 기억이 없지만 축하할 일이다. 모두가 선생님 덕분이라며, 감사의 인사를 해서 나도 어깨가 으쓱해지고 기분이 좋다.

유해파가 그렇게 무서운 것인데도 무감각하여 무시하는 것이 안타깝다. 유해파 때문에 고통받는 사람이 얼마나 많을 것이며, 사업에 실패하는 사람이 얼마인가를 생각하면 참으로 안타깝다. 그러나 이렇게 탐사를 하여 봉사할 수 있는 능력을 주신 것만도 감사할 일이다. 그래서 여건만 되면 봉사를 하려고 한다. 그것이 나에게 주어진 달란트이기 때문이다.

유해파로 인하여 고생하는 사람이 많은데, 봉사를 하고 싶어도 이해가 부족하여 거절하는 사람을 보면 마음이 쓰리다. 이해를 못하여 거절을 하면 도와줄 방법이 없는 것이다. 이런 경우를 '들어온 복도 발로 찬다'라고 하는 것인가 보다. 본인의 이해 부족으로 도와줄 방법이 없기 때문이다.

사람의 운명을 바꿔놓는 유해파를 중화시켜 건강하게 사는 방법을 알리기 위하여 이 책을 집필하는 것이다. 많은 활용 있기 바란다.

병을 고치는 한글파장 그리고 인체의 구조

밤에 일곱 번이나 깨는 여인

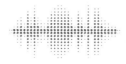

천안에 사는 K여사는 새로 이사를 한 후 밤에 일곱 번이나 깨고, 전신이 아파서 종합병원이라는 별명이 붙었는데, 검사해 봐도 원인이 없다고 한다. 전화를 받고 원격탐사를 해 본 결과 집에 폭이 1㎜ 되는 수맥이 5개, 스멀맥 1개, 운해맥 2개, 커리맥 1개가 흐르고 있었다. 잠자리에도 수맥 3개와 운해맥 1개가 있다.

K여사는 새집을 분양받아 이사하기까지 임시로 살고 있는데, 전세가 귀해서 이곳에 사는 것만도 감사하다고 한다. 그러나 그것도 잠시뿐 첫날밤부터 잠을 못 자고, 아픈 데가 날이 갈수록 늘어나서 전화를 했다는 것이다. 완전히 천국에 살다가 지옥에 간 기분이라고 한다.

제품 8개를 보내면서 집 전체에 밭전(田) 자로 놓도록 했다. 그러면 집 전체가 중화되는데, 처음에는 깨는 횟수가 줄어들었지만 완전한 숙면을 취하지는 못한다고 한다. 그렇게 깨는 횟수가 줄어들다가 어느 지점에 몸이 닿으면 통증이 있다고 해서 원격으로 제품에 기를 증강시킨 후에는 완전히 좋아졌다고 한다.

K여사는 공공도서관에서 근무하다가 퇴직을 했고, 남편은 교육

감으로 퇴직을 했다고 한다. 황혼에 접어들어 인생을 즐겁게 보내려고 하는데 병이 와서 원망스럽다고 한다. 비록 이 부부뿐만 아니라 노년에 재미있게 살려고 하는데 병이 와서 고통받는 사람이 많을 것이다. 그러나 유해파만 중화시키면 건강하게 살 수 있다.

결국 허황된 것이라고 생각하는 유해파가 고통을 주는 것이다. 그러나 대부분의 사람들이 미신으로 치부하여 믿으려 하지 않는다. 그러나 유해파는 만병의 근원이고, 목숨까지 앗아간다는 것을 기억하기 바란다.

K여사는 후계자를 많이 양성하고 오래 살기를 바란다고 한다. 그래야 아픈 사람들의 병을 고칠 수 있기 때문이다. 이런 말은 많이 듣는다. 그러나 인간의 운명은 하늘의 뜻에 따라야 하므로 앞일은 알 수가 없다.

병을 고치는 한글파장 그리고 인체의 구조

소리가 사라진 사례

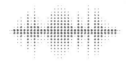

　　　　　유해파가 심하면 때로는 땅에서 흔들리는 소리가 나고, 외부에서 충격이 없는데도 이상한 소리가 들릴 때가 있다. 질병만 오는 것이 아니라 귀신이 있는 듯 기이한 현상이 일어난다. 그런 현상은 유해파의 파장 때문인데, 소리가 나는 원인은 정확히 알 수가 없다.

　자동차의 급발진도 유해파의 파장을 심하게 받을 때 일어난다. 파장이 기계를 조작하여 가속하게 하는데, 유해파의 파장이 그렇게 만든다. 내가 목격한 것은 아니지만, 때로는 아무도 없는 사무실에서 스스로 기계가 작동하여 밤새도록 돌아가는 경우도 있다고 한다.

　그처럼 강한 유해파가 연약한 인간에게는 그 피해가 오죽할까 싶다. 경기도 안성에 사는 O씨는 故 임응승 신부에게 수맥을 배워서 집에 수맥이 있다는 것은 안다고 한다. 밤에는 잠을 잘 수가 없고 심장이 안 좋아 박동기에 의지하여 숨을 쉬고, 화장실에서는 몇 번이나 졸도했으며 팔다리가 저리고 쥐가 난다고 한다.

　남편은 90세인데 아직 건강하여 가까운 거리는 직접 운전을 하는데, 잠은 다른 방에서 잔다고 한다. 다행히 남편의 방은 기(氣)가 좋아서 피해가 없는 곳이다. 그러나 아내가 자는 방은 유해파가 심해서 '유해파제로징'으로 집 전체를 중화하기로 했다. 외벽 안쪽에 밭전(田) 자로 놓으면, 집 안에서는 어디를 가나 유해파를 받지 않는다.

제품을 보내면서 그림을 그려 표시한 곳에 놓으라고 했다. 그 후 팔다리 저린 형상과 쥐 나는 것이 없어졌으며 잠을 깊이 자고 몸이 좋아지는 것을 느낀다고 연락이 왔다. 병원에서 치료를 받아도 안 되던 것이 중화를 시켜 해결된 것이다. 병의 원인이 사라졌기 때문에 자연적으로 수명도 길어지게 된다.

그 후 한참을 지나서 다시 연락이 왔다. 몸은 좋아졌지만 자다가 일어나면 문의 팽창한 창호지를 손가락으로 튕길 때처럼 '팅' 하고 소리가 날 때가 있다는 것이다. 아무도 없는데도 소리가 들리면 놀랄 수밖에 없다. 유해파가 남아 있으면 이와 같은 현상이 있을 수 있다.

그래서 비상수단을 사용했다. 이미 설치해놓은 제품에 기(氣)를 증강시켜주었다. 원거리에 있어도 기는 시공간을 초월하기 때문에 내가 원하는 곳에 즉시 봉입된다. 그런 후에는 소리 나는 현상이 없어졌다고 한다. 효과를 본 것이다. 과학으로 증명이 안 되는 신기한 일이 일어난 것이다. 이 같은 현상은 과학으로 밝힐 수 없는 미래의 과학이다.

O씨는 책과 천기목걸이까지 주문을 했다. 천기목걸이를 착용할 경우 외출 시 유해파가 완전히 중화가 되지는 않아도 최소화시켜 피해를 막아준다. 『당신의 운명을 결정짓는 잠자리』란 책은 수맥의 교과서로, 수맥과 온천을 찾는 방법과 명당의 감별법이 실려 있다. 많은 도움이 되었으리라고 본다.

사람의 운명은 잠자리에서 결정된다고 해도 지나친 말이 아니다. 잠자리에서 유해파를 밤새도록 받으면 몸이 아프고 직장생활이나 사업에도 지장이 많다. 그래서 운이 나쁘다고 불평하고, 신세타령을 하는 것이다. 반대로 유해파를 받지 않으면 건강하여 직장생활도 재미있고, 하는 일도 잘된다.

이제는 운이 나쁘다고 말할 것이 아니라 잠자리에 유해파가 있는지를 확인해봐야 한다. 그러기 위해서는 전문가에게 의뢰하면 알수가 있다. 수맥을 보는 사람은 많아도 옳게 보는 사람은 그렇게 많지를 않다. 의사도 돌팔이가 있듯이 유해파를 찾는 사람도 돌팔이가 많으므로 신중하게 선택을 해야 한다.

유해파가 생기는 것은 자연현상이므로 아무리 능력이 있어도 막거나 다른 곳으로 돌릴 수는 없다. 단지 인위적인 방법으로 기를 증강시켜 중화하는 방법만 있을 뿐이다. 이것도 특별히 달란트를 받은 사람만이 할 수 있다. 이러한 능력은 욕심을 버리고 남을 도우려고 노력하는 사람에게 주어진 특권이다. 나의 이익만 생각한다면 어느 순간엔가 능력이 없어지므로 항상 이타적인 마음으로 남을 도우려고 해야 된다. 그러면 기(氣)가 더 강화될 것이다.

'유해파제로정'의 효력을 인정하다

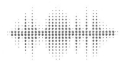

사람이 머무는 자리가 좋지 않으면 아픔의 고통을 겪는다. 공교롭게도 유해파가 심한 곳에 살게 되면 자기의 뜻과 관계없이 몸이 아프거나 하는 일에 애로가 생기게 된다. 그것은 유해파의 해악을 무시하거나 몰라서 당하는 불행이다. 저번에 살던 집에서는 편안했는데 새로 이사 온 집에서 병이 생기면 유해파가 있다는 증거다. 이런 경우 서둘러 유해파를 중화시켜야 한다.

그러나 대부분의 사람들이 대수롭지 않게 생각하여 무시하거나 제품의 효력을 믿지 못하여 생각해보겠다면서 기피한다. 물론 시중에는 효력이 없는 제품이 많이 있기 때문에 믿지 못하는 것도 이해는 된다. 그렇다고 모든 제품을 불량 취급을 하면 평생을 그대로 살아야 하는 것이다. 만약 효과가 없을 시는 반품하는 조건으로 하면 안전하다.

진주의 어느 성당 주임신부는 그곳에 발령받아서 온 지 2년 되었는데, 그곳에 살면서 몸이 완전히 망가졌다고 한다. 잠을 못 자고 몸에 아픈 곳이 한두 곳이 아니라며, '유해파제로정'을 보내달라고 한다. 본인이 병명을 이야기하기를 꺼려해서 어디가 아픈지 알 수는 없지만, 수술 날짜까지 잡아놓았다는 것이다.

병을 고치는 한글파장 그리고 인체의 구조

그래서 제품 4개를 보내면서 침실의 네 모서리에 놓으라고 알려 줬다. 신부들은 자기가 사는 곳을 선택하는 것이 아니라 윗사람이 발령을 내면 가기 싫어도 순명을 해야 된다. 그러다 몇 년이 지나면 자리를 옮겨야 되기 때문에 몸이 아파도 견디는 것이다. 그곳에 유해파가 있으면 참고 견뎌도 결국 병을 앓게 되고, 심하면 수술을 하거나 생명이 위험을 당할 수 있다.

그래서 유해파를 알고 중화시키는 사람은 운이 좋은 것이다. G 신부는 천운을 얻었는지 중화를 시킨 것이다. 제품을 주문한 후 한참 지나서 전화가 왔다. '유해파제로정'의 성능을 100% 인정한다면서 지금은 잠도 잘 자고, 아픈 곳이 좋아져서 수술을 하지 않아도 된다고 한다. 운동을 하고 와서 전화를 한다면서 제품 4개만 더 보내라며 입금을 시켰다.

신부들은 성당에서 수천 명의 신자들을 돌봐야 하기 때문에 부모에게 관심을 갖기가 어렵다. G신부는 이 기회에 부모님 방도 중화시켜주겠다는 생각을 한 것이다. 이것은 본인이 효과를 봤기 때문에 재구입을 하는 것이다. 의심을 하는 것은 있을 수 있지만 써보지도 않은 채 선입견을 가지고 판단하는 것은 혜택의 기회를 잃게 된다.

인간은 무엇을 결정할 때 의심부터 하는 나쁜 습관이 있다. 그것은 속은 경험이 있기 때문일 것이다. 그러나 이 벽을 허물고 서로 믿고 신뢰한다면 사회의 분위기는 바뀌게 된다. 그러나 자신의 이익만 생각하기 때문에 불신이 만연하여 손해를 본다고 느껴져 의심부터 하는 것 같다. 그렇게 되면 양심대로 살아가는 사람들만 선의의 피해를 보게 된다.

내가 살면서 남에게 피해를 주는 행위는 하지 말아야 한다. 한번은 명함에 대단한 이력을 가진 사람이 제품 4개를 보내달라고 해서 돈은 후불로 하기로 하고 보낸 적이 있다. 그러나 약속한 날짜에 입금이 안 되어 전화를 했더니 해외에 다녀오느라고 약속을 못 지켰다고 한다. 다시 약속을 했지만 돈이 들어오지 않는다. 그 후에도 몇 번이나 약속을 어겼다.

하는 수 없이 화를 내며 제품을 보낼 것을 강력히 요구했다. 그런 일이 있었던 후 제품이 왔지만 뜯은 흔적이 있었다. 안에 들어 있는 내용물을 알기 위하여 뜯다가 실패한 것이다. 이것은 완전한 사기이고, 남의 제품을 모방하려는 도적 행위이다.

그 일이 있고부터 먼저 입금이 안 되면 보내지 않기로 했다. 한 사람의 잘못으로 여러 사람이 불신을 받는 일이 되었다. 하루빨리 서로 신뢰하는 사회가 되었으면 좋겠다. 이것은 모두 나부터 약속을 지킬 때 이뤄질 것이다.

병을 고치는 한글파장 그리고 인체의 구조

흰머리가 검은 머리로 변하다

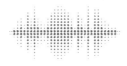

　　　　　잠을 못 자면 고통스러울 뿐만 아니라 병이 올 수 있다. 불면증이 있으면 처음부터 잠들지 못하거나 중간에 깨면 다시 잠을 이룰 수 없다. 잠을 자려고 노력을 해도 잠이 들지 않아 잡생각으로 밤을 새우는 일이 반복된다. 이런 경우 낮에도 정신이 몽롱하고, 피로가 겹칠 수밖에 없다.

　사람은 밤에는 잠을 깊이 자야 하고, 낮에는 활발하게 움직여야 건강하다. 그런데 잠을 자지 못하면 건강을 잃게 된다. 범죄자를 취조할 때도 자백을 받아내기 위하여 잠을 재우지 않는다고 한다. 불면증이 있으면 그처럼 고통스러운 것이다. 그런 상황이 매일 밤 계속된다면 어떻겠는가? 이것은 약으로도 치료를 할 수가 없다.

　'잠이 보약'이라는 말이 있듯이 잠을 잘 자야 건강한 것이다. 우리가 두려워하는 치매나 파킨슨질환, 우울증 등도 불면증을 겸하는 경우가 많다. 그것은 뇌의 문제로 머리에 유해파가 있을 때 일어나는 현상이다. 유해파만 중화시키면 이것들이 치유될 뿐 아니라 모든 질병이 낫게 된다.

　이 간단한 원리를 외면하고 병원만 찾으면 증상을 호전시킬 수는 있어도 낫지는 않는다. 병을 잠재우는 병원엘 갈 것이 아니라 유해파를 중화시킬 것을 권한다. 만약 효과가 없으면 반품하는 조건으로 하면 손해를 보지 않는다. 이유는 시중에 유통되는 것 중에 효력이 없는 제품이 많기 때문이다.

춘천에 사는 K씨는 교사로 근무하다가 조기 퇴직한 80세의 여성이다. 밤에 잠을 잘 수가 없고, 온몸이 아프다고 한다. 남편 없이 혼자 사는데 몸이 아파도 돌봐줄 사람이 없어 걱정이 많다면서 '유해파제로정'을 보내달라고 한다. 그래서 제품을 보내면서 자는 방의 네 모서리에 놓으라고 하면서 이제 잠도 잘 자고, 건강해질 것이라는 긍정의 말을 덧붙였다.

그 후 한 달이 훨씬 지나서 전화가 왔다. 지금은 잠을 잘 자고 몸도 많이 좋아졌으며, 피로하지 않다고 한다. 효과를 본 것이다. 그림을 배우러 다니는데 종일 있어도 피로감이 없다고 하며, 몰라서 늦게 한 것을 후회한다고 한다. 그러니 늦게라도 중화한 것이 다행이다.

며칠 후 다시 전화가 왔다. 흰머리가 있었는데 검은 머리로 변한 것을 미장원 원장이 발견해서 알았다고 한다. 정작 본인은 몰랐던 것이다. 신기한 일이라며, 처음 경험하는 일이라며 '유해파제로정'이 이렇게 신비한 제품인 줄 몰랐다고 한다. 서울에 있는 언니가 뇌졸중으로 쓰러져 회복 중에 있는데 4개를 보내달라고 주문을 한다.

그 후 언니도 효과를 봤다는 전화가 왔다며, 살아오면서 도움을 받은 은인들에게 보내고 싶다고, 세 군데의 주소까지 알려주며 보내달라고 한다. 그 외에도 오빠와 시동생 등 몇 군데를 더 소개해서 보냈다. 나에게는 큰 고객이 되었고, 지금도 가끔 전화가 온다. 효과가 있는 것은 본인의 몸이 좋아지는 것을 직접 느껴야 한다. 내가 효과가 있다고 설명을 해도 본인의 몸에 변화가 없으면 효과를 인정할 수 없는 것이다.

K씨는 본인만이 아니라 자기로 인하여 사용하게 된 모든 사람이 효과를 보아서 시부모 산소까지 하겠다고 보내달라고 한다. 이렇게 여러 집을 하는 것은 드문 일이다. 한 번의 인연이 여러 곳에 가지를 치게 된 좋은 사례이다. 진심으로 감사드린다.

내 머리도 1/3만 검은 머리고 나머지는 흰머리였다. 그러나 상황이 바뀌어 2/3가 검은 머리로 변했다. 삶을 마감할 나이에 검은 머리로 변한다는 것은 신기한 일이다. 하기야 수명이 연장되어 100세까지 살 수 있다고 하지만, 아직 20년은 더 살아야 백수이다. 이것이 당연한 일이라고 느낀다면 자만일 것이다.

유해파를 중화시키면 지금의 상황과 다른 인생을 살아갈 수 있다. 의심을 한다는 것은 기회를 잃는 것이라는 것을 잊지 말기 바란다.

전립선염이 없어지다

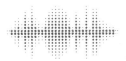

남자에게 전립선은 대단히 중요하다. 전립선이 비대하거나 염증이 있을 경우 소변을 참을 수가 없고, 소변을 보아도 잔여 소변이 남아 있는 것처럼 느껴진다. 그래서 멀리 여행하기를 꺼려하는 등 고통이 따르는 병이다. 공중화장실에서 소변이 안 나와 애를 먹는 사람을 흔하게 목격할 수 있다.

전립선이 암으로 변하여 수술하게 된 환자가 이제 성기능이 끝났다고 한탄하는 소리를 들은 적이 있다. 30년 전의 일이라서 유해파를 모를 때의 일이다. 지금은 의술이 발달하여 조기에 간단히 치료를 할 수가 있다고 한다. 별 곳에 탈이 나서 고생을 하는 것을 보면, 인간의 운명은 안개 속과 같다.

어느 지역의 고위 성직자가 전립선에 염증이 있어서 먼 거리는 가지 못한다며, 유해파를 중화시켜줄 것을 부탁한다. 그것은 관할 내에 있는 어느 수녀원 건물 전체를 중화시킨 후 효과를 봤기 때문에 소개가 된 것이다. 성직자라서 성행위와는 관계가 없지만, 관내의 많은 곳을 순방해야 하므로 여간 고통스럽지 않은 것이다.

그래서 자는 방과 집무실을 탐사한 결과 수맥이 심해서 병이 날 자리였다. 전에 있던 분은 돌연사로 세상을 떠났다며, 그 방을 알려

병을 고치는 한글파장 그리고 인체의 구조

준다. 그 방은 수맥 유해파가 심했고 지금은 비어 있었다. 누가 사용해도 탈이 날 방이었다.

이왕이면 건물 전체를 중화해달라고 부탁해서 3층까지 중화를 끝내고 나니 하루해가 저문다. 시간은 많이 걸렸지만 마음이 홀가분하다. 성직자의 요청으로 중화했지만, 직원들 중에는 반신반의하는 사람도 있었다. 여러 사람이 근무하므로 그런 일은 당연한 것이라고 생각된다.

그 후 한 달 가까이 돼서 연락이 왔다. 중화시킨 덕분에 전립선이 좋아지고 혈색이 돌아왔다며 감사의 인사를 한다. 나도 덩달아 기분이 좋아진다. 건물 전체를 중화시켰으므로 여러 사람을 고통에서 구해준 것이다. 이런 것을 보고 '꿩 먹고 알 먹는다'라고 하는 것인가 싶다. 나에게도 도움이 되고, 그분들도 좋아졌으니 하는 말이다.

또 모 수녀원의 지도신부가 새로 부임했다. 그러나 전립선에 염증이 있어서 멀리 가는 것을 싫어한다고 한다. 몸이 좋지 않아 2년 동안 안식년을 마치고 수녀원 지도신부로 부임한 것이다. 알고 보니 나이 차이는 많아도 나와는 연관이 있어서 가까이 지내게 되었다.

사제관에는 유해파가 많아서 전임자도 몸이 안 좋았다고 한다. 탐사를 한 결과 유해파가 많았으며 심지어 뱀까지 들어왔다고 한다. 파충류는 유해파가 많은 곳을 선호한다. 뒤에는 산이라서 충분히 들어올 수 있는 집이다. 그래서 집 전체를 중화시키고 이제 좋아질 것이라고 일러주었다.

효과는 충분했다. 바로 전립선이 좋아져서 건강이 회복된 것이다. 본인이 좋아졌으므로 자신 있게 몇 군데를 소개하여 중화하게 되었다. 모두가 질병으로 고통받고 있는 환자였고, 유해파가 많은 곳에 살고 있었다. 유해파는 바로 질병의 원인이기에 중화하지 않으면 호전되었다가 다시 재발하게 된다.

인천 가톨릭대학교 교수로 있는 신부가 수녀원에 피정을 와서 하는 말이 인천에 있는 사제관에 유해파가 있다는 것은 알지만, 중화시키는 방법을 모른다고 한다. 그 신부는 팬드럼으로 손수 찾을 수는 있는 분이었다. 그래서 '유해파제로정' 4개를 주면서 방의 네 모서리에 놓으라고 했다. 그러면 유해파가 없어지기 때문이다.

몇 달 후 수녀원에서 다시 만났다. 나에게 소식도 전할 겸 피정도 하기 위해 온 것이라고 한다. 내가 준 제품을 사용한 후 몸이 좋아지고, 유해파가 잡히지를 않는다며 신기해한다. 조그마한 제품이 그런 능력을 발휘할 줄은 몰랐다는 것이다.

'유해파제로정'은 신비의 제품이다. 손바닥 안에 들어갈 정도로 작지만 그 에너지는 상상을 초월한다. 그리고 기(氣)를 증강시키는 것은 먼 거리에서도 할 수 있지만 다시 뺄 수는 없다. 그것이 기(氣)의 속성이다. 의심하지 말고 믿고 사용하면, 신비로운 체험과 함께 건강해질 것이다. 의심 없이 믿는 자만이 혜택을 보게 된다.

갑상선질환이 없어지다

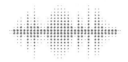

갑상선은 내분비기관으로 호르몬을 분비하여 저장했다가 필요할 때 혈액의 도움을 받아 전신으로 보내어 몸의 기능을 활성화시킨다. 갑상선에 염증이 있으면 2가지 질환이 오게 되는데, 항진증과 저하증이다. 항진증은 호르몬이 많이 분비되기 때문에 병이 오고, 저하증은 적게 분비되거나 분비된 호르몬을 적절히 사용하지 못하여 병이 오게 되는 것이다. 호르몬이 넘치거나 모라지 않고 적당하게 분비되어야 건강한 것이다.

호르몬이 많이 분비되면 몸에 신진대사가 너무 활발해져서 심장이 빨리 뛸 수도 있고, 더워져 땀을 많이 흘리거나 체중이 감소할 수 있다. 반대로 부족할 경우 무기력해지기 쉽고 피로를 느끼며, 체온이 낮아져 추위를 타게 된다. 증상이 심하면 암이 발생할 수 있는 고질적인 질환이다.

부산에 사는 한 아이는 태어날 때부터 갑상선질환을 앓고 있었다. 병을 고치려고 몇 군데의 병원을 다녀봤지만 불치병이라서 고칠 수는 없고 평생 약을 먹어야 된다고 했다. 그래야 현 상태를 유지할 수 있다고 하여 아이의 부모는 걱정이 태산이었다. 평생을 이런 상태로 살아야 한다니 앞이 캄캄하고, 부모의 탓인 것같이 느껴졌다.

마침 딸의 친구가 소개를 하여 유해파를 탐사하게 되었는데, 결과는 수맥 때문인 것이 확인되었다. 갑상선질환은 원인을 제거하면 쉽게 낫는 병이다. 서둘러 중화를 시켜주고 이제 안심해도 된다며 위로를 하고 돌아왔는데 그 후에 연락이 왔다. 병원에서 검사를 한 결과 갑상선질환이 사라졌다.

의사는 있을 수 없는 일이 일어났다며 몇 번이나 고개를 갸우뚱거리더란다. 이상한 일이라며 다시 확인을 해도 질환이 없어진 것은 확실했다. 병이 완전히 나은 것이다. 약을 먹어도 낫지 않던 질환이 수맥 중화로 깨끗이 낫는, 믿을 수 없는 일이 일어난 것이다.

이 환자는 더 이상 약을 먹지 않아도 되었고, 지금은 고등학생으로 성장했다. 병이 나은 당사자와 부모도 기쁘지만, 나도 한없이 기쁘고 감사하다. 이것은 유해파를 중화시켜본 사람만이 느낄 수 있는 기쁨이다.

또 부암동에 사는 P여사는 갑상선질환으로 매일 약을 먹어야 했다. 목이 정상인보다 비대해지고, 몸에 이상이 있어 더웠다 추워지는 것을 느낀다고 한다. 약을 안 먹으면 쉽게 피로해지고, 더웠다가 추워지기를 반복되니 너무 힘들다고 한다. 병만 고칠 수 있으면 무엇이라도 하겠다는 것이다.

그래서 유해파를 중화시키기로 하고 전화로 원격탐사를 신청한다. 탐사를 한 결과 유해파 때문에 병이 온 것은 확실하다. 몇 군데 같은 환자의 잠자리를 중화시킨 경험이 있어 자신감 있게 중화를 시켰다. 처음에는 반신반의하는 것 같았지만 실험을 해본 결과 믿음을 가진다. 처음 겪는 일이라 의심을 하는 것은 당연한 것이다.

그 후 한참을 지나서 전화가 왔다. 지금은 목이 종전처럼 정상이고, 피로감이 사라져서 체온도 정상이라고 한다. 단지 중화만으로 건강을 찾을 줄은 몰랐다면서 서울에 사는 딸이 하혈을 하고 손자도 아프다고 한다. 그리고 가정부가 한 달을 넘기지 못하고 그만둔다고 한다. 그것도 수맥 때문이 아닌가 하고 묻는다. 유해파는 만병의 근원이며, 이해 못 할 일들을 일으킨다.

딸은 서울에서 이름만 대면 누구나 알 수 있는 고급 아파트에 살고 있었다. 수맥을 탐사해본 결과 최악의 자리에 살고 있었다. 이런 곳에 살면서 몸에 이상이 없기를 바란다면 비정상이다. 집 전체가 심했지만 특히 딸과 아기가 자는 자리가 더 심했다. 도저히 사람이 살 수 없는 곳이었다.

서둘러 서울로 가서 중화를 시켜주고 임대기간이 다 되면 이사를 하는 것이 좋겠다고 일러주었다. 이런 곳은 중화를 시켜도 불안해서 살기가 싫어진다. 마침 기한이 얼마 남지 않았다고 하여 다른 곳으로 이사를 하면 가져가서 외벽 안쪽에 밭전(田) 자로 놓으라고 방법을 알려줬다.

중화시킨 후 훨씬 좋아져서 엄마도 기분이 좋고, 아기도 건강하게 자란다는 소식을 전해왔다. 그 후에 기한이 되어 다른 곳으로 이사를 하고 알려준 대로 설치했다며, 원격탐사로 확인해줄 것을 요청한다. 다행히 유해파가 중화되어 감지되지 않았다. 그렇게 해서 엄마와 딸 집을 중화하여 모두 편하게 지내게 되었다. 갑상선질환은 비교적 순한 병으로, 생명에는 지장을 주지 않는 병이다.

별장에도 설치하다

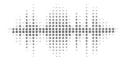

앞에서도 이야기했지만 불면증이 있으면 병원에서는 고치지를 못하고, 수면제라는 약을 통하여 억지로 잠을 재운다. 이 방법은 원인을 모르기 때문에 유해파를 이해하지 못하여 약 성분으로 잠들게 하는 것이다. 그럴 경우 잠은 들지만 원인은 살아 있어서, 아침에 일어나면 머리가 개운하지를 못하고 피곤하기는 마찬가지다.

잠을 자기 위해서는 뇌파가 4Hz 이하로 내려가야 하는데, 유해파가 있으면 깨어 있을 때처럼 7.83Hz 이상을 유지하기 때문에 불면증이 오는 것이다. 원인은 잠자리의 유해파 때문이다. 이것을 중화시키기 전에는 불면증은 계속 되풀이된다. 그런데도 사람들이 돈 드는 것을 아까워하고, 믿지를 못하여 꺼려하는 것이다.

서울의 H아파트는 그 당시 가장 비싼 집이었다. 그곳에 사는 K여사가 불면증이 있다면서 유해파 중화를 부탁한다. 그 아파트는 전에 중화를 시킨 곳이라서 쉽게 찾아갈 수 있었다. 집에 도착하니 S전자 사장일 때 받은 대통령 표창장이 걸려 있다. 남편이 그 회사의 사장으로 퇴임했다고 한다.

유해파는 빈부를 가리지 않고 고통을 가져다준다. 서울에서 이름

병을 고치는 한글파장 그리고 인체의 구조

이 알려진 아파트이고, S전자 사장까지 지냈으니 부러울 것이 없이 지내지만, 불면증으로 고생을 하고 있었던 것이다. 탐사 후 상세한 설명을 하니 중화를 시켜줄 것을 요청한다. 마침 앞집에 사는 사람도 몸이 아프다면서 중화를 부탁해 같이 중화를 시켰다. 고급 아파트에 사는 사람일지라도 유해파는 죽음처럼 만인에게 평등하다는 것을 느꼈다.

중화 후 추석이 임박해서 전화가 왔다. 중화하고 나서부터 잠을 잘 자고, 몸이 편하다고 한다. 그러면서 하는 말이 남편에게 알리지 않고 중화시켰는데 남편이 요즘은 잠이 잘 온다면서 이상한 일이라고 하더란 것이다. 그래서 중화한 것을 사실대로 알렸다고 한다.

덧붙여 K여사가 하는 말이 제주도에 별장이 있는데 그곳에서도 잠을 못 잔다며 중화시켜줄 것을 부탁한다. 마침 추석에 제주도에 가는데 미안하지만 그때 와서 중화시켜줄 것을 부탁한다. 추석에는 나도 쉬어야 하는데 그분들이 시간이 없다고 하여 간다고 했다.

제주도에 도착하니 공항까지 마중을 나왔다. 별장은 2층으로 된 집인데 골프장 부근에 있었다. 탐사를 하니 유해파가 많아서 잠을 잘 수 없는 곳이었다. 전망이 좋고 골프장이 가까워 선택했다고 하지만 아무리 환경이 좋아도 유해파가 있기 마련이다. 요청대로 집 전체를 중화시켜줬다.

K여사 남편은 한 가지를 더 부탁한다. 친하게 지내는 지인이 서울에서 병원을 운영하다가 아내가 암이 발생하여 제주도 한적한 곳에 집을 마련하여 내려왔다는 것이다. 이왕 제주도에 왔으니 그곳도 유해파를 중화시켜줄 것을 요청한다. 아픈 사람을 고치기 위함이 목적이라서 쾌히 승낙을 했다.

그곳까지는 꽤 거리가 멀었고, 한적한 읍 소재지의 변두리에 있는 마을이었다. 탐사를 하니 그곳도 유해파가 심했다. 그 전 주인이 몸이 아파서 판 것을 모르고 산 것이 분명했다. 유해파의 실체를 모르면 당할 수밖에 없는 것이다. 유해파를 중화시키고 나니 하루해가 저문다. 몸은 피곤하지만 그래도 마음만은 가볍다.

그 후에 전해오는 소식에 의하면 별장에서도 잠을 잘 자고 몸이 편하며, 암 환자 집도 상태가 많이 호전되어 감사하다고 한다. 유해파를 한번 중화시키면 특별한 이변이 없는 한 그 효과는 반영구적이다. 그렇기 때문에 재구매가 일어나지 않는 것이 흠이지만, 중화시킨 가정에서는 평생 걱정 없이 살 수 있는 것이다.

재생 불량성 빈혈이 치유되다

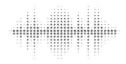

빈혈은 혈액이 부족하여 생기는 병인데, 혈액이 생성되어도 미성숙한 혈구라서 제 역할을 못 하는 것이다. 몸에 혈액을 만드는 기능에 탈이 나면 왕성해야 할 혈액이 부족하거나 혈액을 만들기는 하지만 과대한 소비로 인하여 모자라는 경우가 생긴다. 그러면 빈혈이 올 수 있다.

피가 모자라면 얼굴에 핏기가 없어지고 피부가 창백해지며, 전신에 피로감이 온다. 또 호흡이 곤란하고 식욕이 떨어져 먹지를 못하며, 입 안에 염증이나 질환이 생기고 설사를 하는 경우가 있다. 사람에 따라서는 출혈을 하거나 시력감퇴가 있을 수 있으므로 잠자리에서 유해파를 받지 않아야 한다.

이러한 증상들이 골수에서 혈류를 만들지 못하기 때문에 일어나는 것으로, 혈액을 만드는 기능에 장애가 생겨서 오는 것이다. 몸에 피가 모자라면 생명을 유지할 수 없는데, 왜 기능을 못 하는지를 깊이 생각해봐야 한다. 그것은 혈액을 만드는 기관을 방해하는 요인이 있기 때문이다. 우리의 몸은 외부의 방해요인이 없이는 스스로 기능이 상실되지 않는다. 방해하는 원인은 유해파다.

재생불량성 빈혈에는 급성과 만성이 있다. 급성은 빠르게 진행되어 출혈과 감염으로 고열이 나며 구강, 인후, 피부나 항문에도 감염이 될 수 있다. 심하면 폐렴이나 패혈증이 오기도 한다. 만성은 점차적으로 진행되면서 병증이 악화되는 것으로 급성과 같은 증상이 나타나는데, 진행이 더딘 것이 특징이다.

인천에 사는 Z씨는 대학생인 막내딸 때문에 편할 날이 없다고 한다. 딸이 이유 없이 아파서 식사하기도 싫어하고, 외출을 거부한 채 종일 집에만 있으려고 한다는 것이다. 빈혈이 심해서 병원에서 검사를 받은 결과 재생불량성 빈혈이라 하여 입원할 것을 권유받았다. 의사의 말만 믿고 2개월이나 입원했지만 차도가 없어서 퇴원을 하고 집에 있다고 한다.

효험이 있다는 것은 다 해봤지만 소용이 없어서 걱정을 하다가 고심 끝에 반신반의하면서 유해파를 중화시키기로 결정을 했다고 한다. 부부는 며칠을 고민하면서 상의를 하여 내린 결정이라고 한다. 그래도 의심이 되고 믿음이 안 간다고 하는데, 경험이 없으니 당연하다고 생각된다.

전화로 약속한 날짜에 집에 도착하여 탐사를 했다. 집 전체에 유해파가 많았지만 특히 막내딸 방이 더 심했다. 부모도 유해파를 받고 있어서 혈색이 좋지 않았다. 비행기 승무원인 큰딸도 몸이 안 좋다고 한다. 유해파에 대한 설명을 한 후 집 전체를 중화시키고 이제는 원인을 제거했으니 좋아질 것이라며, 이상이 있으면 전화하라고 했다.

논에 물이 부족하면 벼가 시들듯, 사람도 그와 같아 몸에 피가 부족하면 혈색이 병자 같고 활기를 잃는 것이다. 왜 혈액이 부족하게 되는지를 살펴야 한다. 논에 물이 부족한 것은 가물거나 도랑의 물이 다른 곳으로 흘러가기 때문이다. 그와 같이 피가 부족한 것은 뼈에서 혈액을 만들지를 못하거나 과도하게 소모시키는 기관이 있다는 것이다. 그것이 바로 유해파의 파장 때문이다.

그 후 한 달 만에 K씨의 전화를 받았다. 딸의 건강이 많이 좋아져서 병원의 검사에서도 혈액이 정상에 가깝게 많아졌다는 것이다. 이제 식사도 하고 외출도 하는데, 조금만 시간이 가면 완전히 회복이 될 것 같다며 감사하다고 한다. 이렇게 쉽게 회복되는 것을 원인을 모르기 때문에 고통을 받는 것이다. 이처럼 고통 중에 있는 사람이 많다는 것을 생각하면 너무나 안타깝다.

지금은 완전히 회복되어 인천 송도의 새 아파트를 분양받아 이사를 했고, 딸도 건강이 정상으로 회복되어 직장생활도 열심히 하고 있다고 한다. 그러면서 하는 말이 처남이 위암으로 고생하다가 태백으로 이사를 하여 요양 중이라고 한다. 언제 시간을 내어 그곳도 중화시켜줄 것을 부탁한다.

처남이 사는 아파트에도 수맥이 여러 개가 있었다. 그래서 중화시켰는데도 빨리 효과를 못 느낀다고 한다. 그런 후 한 달이 지나서 전화를 했는데 지금은 건강이 많이 회복되었다는 것이다. 유해파 중화는 진통제처럼 바로 효과가 나타나지 않고 천천히 좋아지는 경우가 많다. 두 가정을 위험에서 구하게 되어 너무 감사하다.

자동차 급발진을 해결

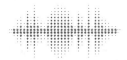

　　세상은 요지경 속이 되어 미처 생각지도 못한 일이 일어난다. 이것은 우주의 조화이므로 인간의 능력으로는 막을 수 없다. 과학이 인간의 생활 안에 깊숙이 자리하고 있고, 인공위성이 달나라까지 가는 세상이 되었어도 자연의 힘을 잠재우지는 못한다. 그러므로 과학만능시대라고 해도 자연의 기운을 이길 수 없다. 인간이 자연의 힘을 믿고 인정할 때 혜택을 받을 수 있는 것이다.

　인간은 날이 가물어서 곡식이 타고 먹을 물이 없어도 비를 만들수가 없고, 태풍의 힘을 저지할 능력이 없다. 그러나 인간은 교만하여 만물 중에서 최고인 줄 알고 있지만, 미물인 벌레에게 물려서 목숨을 잃을 수도 있다. 우리는 서로를 인정하고 생명을 귀하게 여겨 자연과 더불어 살아야 할 존재이다.

　인간은 원래 침팬지였는데 진화하여 사람이 되었다고 말한다. 그 말이 맞다면 침팬지가 조상인 주제에 뻐길 일이 아니다. 이 말대로라면 다른 동물이 진화하여 인간으로 탄생하지 말라는 보장이 없다. 또 다른 침팬지가 진화하여 사람이 될 수 있다는 논리이다. 그러나 사람은 하느님께서 창조한 영적인 존재이다.

　요즘은 과학만능주의가 되어 사람이 신이라도 되는 것처럼 절대

　　　　　　　　병을 고치는 한글파장 그리고 인체의 구조

적으로 행동한다. 그래서 하느님도 과학으로 증명할 수 있어야 믿는다고 말한다. 이것은 교만의 극치다. 우리는 나의 의지와 관계없이 이승을 떠날 수 있는 나약한 존재이다. 인간은 원래 하느님이 만든 창조물인데, 하느님의 모상대로 흙으로 만들어 생명의 기운을 불어넣었기에 사람이 된 것이다. 이것은 성경에 기록되어 있는 말씀이다.

우리가 사는 세상에는 이해를 할 수 없는 일들이 수시로 발생한다. 자동차의 급발진도 없던 일이 생겨서 사회문제가 되고 있다. 급발진은 운전자가 시동을 거는 동시에 갑자기 전진이나 후진을 하는 것을 말한다. 이것은 비정상적으로 일어나기 때문에 재현이 어려워 자동차의 결함이 아니라고 한다. 급발진이 발생하는 원인은 제어장치가 어떤 요인에 의해 제 기능을 못하기 때문에 일어난다.

어떤 요인이라고 하는 것은 유해파의 파장이다. 이러한 일은 자동차 기어가 수동일 때는 급발진이 없었는데, 자동화되면서부터 생긴 것이다. 급발진은 유해파가 여러 맥 겹쳐진 위에 자동차가 주차되어 있거나 주행할 때 일어난다. 이것을 과학의 잣대로 풀려고 하기 때문에 원인을 모르는 것이다.

오래전 이야기다. 강원도 태백의 어느 유치원 통학버스가 급발진이 되어 사고가 날 뻔했다며, 수녀님이 원거리탐사로 확인을 부탁한다. 다행히 어린이들이 돌아간 후라서 인명피해는 없었다. 원격탐사를 해본 결과 유해파가 심한 곳이다. 그래서 그 자리를 피해서 주차하도록 하고, 이튿날 바로 가서 탐사를 해본 결과 원격탐사한 것과 같았다. 수맥이 없는 곳에 주차할 수 있게 조치를 취한 후에는 급발진이 없었다.

그 외에도 부산 광안동을 비롯하여 급발진이 일어난 여러 곳을 찾아 확인한 결과 모두 유해파가 많은 곳에서 일어났다. 유해파가 많은 곳에 주차하거나 지나갈 때 파장이 자동차의 엔진의 기능을 교란시켜 갑자기 속력이 가해지는 등 비정상적인 기능을 하게 한다. 그런 경우 급발진이 되는 것이므로 중화를 시켜야 한다.

자동차 회사에서 자동차를 만들 때 유해파를 중화시키는 장치를 부착하면 사고를 피할 수 있다. 그러면 급발진이 예방되고 사고를 줄여서 차량의 수명이 연장된다. 얕은 상술로 본다면 수명이 길어져서 차량이 적게 팔릴 것같이 느낄 수 있다. 그러나 사고를 줄일 수 있고, 수명이 길어지기 때문에 많은 사람이 선호하여 매출이 올라갈 것이다.

급발진을 예방하기 위해서는 '유해파제로정'이나 한글 문자파장을 사용해야 된다. 다른 장치를 하면 돈이 들지만 문자파장은 대가를 지불할 필요가 없다. 급발진을 예방하려면 '뜌8ㅎㅠ씨ㅍㅡㅣ'라는 문자와 숫자를 사용해야 한다. 이 문자와 숫자를 써서 코팅을 하거나 스티커를 만들어 보닛의 좌우와 트렁크 양옆에 붙이면 예방이 되고, 운전자의 피로를 풀어준다. 그러면 급발진과 사고가 줄어들게 된다.

이것을 부적이나 미신으로 여겨서는 안 된다. 오랜 연구와 실험을 거쳐 나온 진실된 것이다. 이 책에서 공개하는 모든 파장에는 신비한 효과가 있다. 이것은 실험을 통해서 확인한 것이다. 이 방법을 공개하는 이유는 모든 사람에게 도움을 주기 위함이며, 나의 삶이 얼마 남지 않았을 것이라 생각되어 미리 알려주기 위함이다.

믿고 실행에 옮긴다면 많은 도움이 되리라고 본다. 이것은 과학으로도 증명할 수 없는 미래의 과학이다. 이 원리를 믿고 사용하는 자만이 효과를 볼 수 있을 것이다.

나가며

우주에서는 기이한 일이 수시로 일어난다. 왜 유해파가 발생하여 사람을 병들게 하는지 의문이다. 유해파에서 올라오는 파장은 형체가 없으므로 눈에 보이지 않고 손에도 잡히지 않으며, 냄새로도 확인할 수 없는 무형이다. 단지 일부 전문가에 의해서만 정확하게 확인되기 때문에 의심을 하게 된다.

유해파의 해악은 대부분이 모르고 있지만, 사실은 우리의 생활 깊숙이 스며들어 삶에 관여하고 있다. 현대의학이 발전하여 인간의 수명이 연장되었다고 해도 유해파 위에서는 속수무책이다. 그래서 병을 고치는 의사들도 병이 들면 고치지 못하여 전문의에게 치료를 받는다. 그러나 병을 고칠 수가 없어 죽게 되는 것이다.

그러므로 올바른 치료행위를 하기 위해서는 의술도 중요하지만 유해파에 대하여 이해하는 것이 더 중요하다. 그래야 병의 원인을 정확하게 알 수 있고 고칠 수 있게 되는 것이다. 병이 나게 한 근본 원인을 알아야 고칠 방법이 나온다. 그러나 의사들은 병의 증상인 것을 원인으로 착각하는 경우가 많다. 예를 들어 위벽에 종양이 생겼으면 종양을 있게 만든 근원을 알아야 한다. 그러나 병원에서는 종양이 생겨서 아프다고 말할 뿐 종양을 오게 한 근본 원인은 모른다.

또한 병원에서 치료가 잘되었다면 약을 먹지 않아도 되고, 재발을 하지 않아야 한다. 그러나 약을 계속 먹으라고 하는 것은 뿌리가 남아 있다는 증거이며, 재발이 되는 것은 호전만 시킨 것이다. 이것은 나무를 잘랐는데도 뿌리가 살아 있으면 다시 새로 움이 돋는 것과 같은 이치이다.

예를 들어 산불이 발생한 곳을 생각해보면 이해가 빠를 것이다. 산불이 발화될 경우 주불을 진화해도 잔불이 남아 있으면 다시 불꽃은 살아난다. 완전한 진화를 위해서는 물을 계속 뿌려 불씨를 완전히 소멸시켜야 하는 것이다. 그렇지 않으면 낙엽 밑에 불씨가 남아 있을 경우 다시 발화되어 큰불이 될 수 있다. 그와 같이 병도 뿌리를 뽑지 않으면 다시 재발하게 된다.

이처럼 재발이 되는 것은 유해파를 중화시키지 않은 채 생활했기 때문이다. 유해파는 만병의 근원이기 때문에 중화하지 않으면 불씨가 살아 있는 것과 같다. 그 때문에 재발이 되어 고생을 하게 된다. 유해파를 중화시키면 뿌리까지 제거하므로 재발이 없다. 현대의학은 이와 같은 우주의 원리를 망각하고 인간의 힘으로 병을 고치려 하기 때문에 뿌리를 뽑지 못하는 것이다.

이 세상에서 가장 어리석은 행위는 자신의 몸이 병들었는데도 의사가 고쳐줄 것이라며 방관하는 사람이다. 치료는 의사가 하는 것이 아니라 내 의지가 중요한 역할을 하며, 의사는 보조자 역할만 하는 것이다. 내가 건강해지겠다는 믿음이 없으면 병이 더 악화되어 의사라도 고칠 수가 없다. 아픈 곳이 있으면 검사를 받아 원인을 밝혀 치료를 해야 되고, 치료를 해도 낫지 않을 경우는 유해파를 중화시켜 뿌리를 뽑아야 한다.

이 원리를 외면하여 회피한다면 병을 고칠 수 없다. 유해파를 중화시키는 방법은 '유해파제로정'을 사용하면 확실하지만, 간단한 방법으로 하려면 앞에서 설명한 한글 문자파장을 사용해도 된다. 이 방법은 여러 곳에서 실험을 거쳐 효과가 확인된 것으로 우주자연의 원리를 이용한 것이다.

앞에서도 설명했지만 한글을 뜻을 전하는 글로만 인식하는 경우가 대부분이다. 한글의 문자에서 파장이 나와 유해파를 중화시켜 병을 치유시키고 동식물의 성장과 퇴치를 돕는다는 것은 누구라도 생각하지 못할 것이다. 나는 여기에서 나오는 파장으로 실질적인 도움을 받고 있다. 그 방법을 이 책에 공개하는 이유는 많은 사람들이 활용하여 건강할 수 있게 하려는 것이다.

우리나라 사람에게만 해당되는 것이 아니라 전 세계 어느 나라 사람이라도 같은 혜택을 볼 수 있다. 사람이 아픈 것은 유해파의 영향을 받기 때문인데, 이 파장은 인종차별 없이 피해를 주는 것이다. 이것은 원격탐사로 확인된 과학 위의 과학이다. 이것보다 확실한 방법은 없을뿐더러 우주가 베푸는 혜택이기 때문에 특허를 받을 필요가 없다고 생각되어 공개하는 것이다. 많은 양은 아니지만 해외에서도 '유해파제로정'을 사용하고 있다.

해외에서 사용하고 있다는 것은 효과가 인정되었다는 것이다. 한글 문자파장을 사용하면 어느 나라 사람이든 같은 효과를 볼 수 있는 것이다. 조금도 의심 없이 믿고 사용하면 틀림없이 건강이 좋아진다. 나는 20년이 넘게 연구를 하여 전국을 다니면서 중화를 시킨 결과 병원의 치료로 고칠 수 없는 병이 치유되는 것을 경험했다. 이것이 20여 년간 연구를 통하여 얻은 보람이다. 그래서 많은 고심 끝에 이 방법을 공개하는 것이다. 이 책에는 유해파 중화 외에도 식물을 성장시키며 벌레를 퇴치하는 방법 등이 공개되어 있다.

병을 치유하기 위해서는 인체의 구조가 어떻게 설계되어 작용하는지 대강은 알아야 하기 때문에 같이 소개한다. 그리고 효과를 본 체험사례를 일부 곁들였다. 나는 지금도 한글 문자파장을 이용하여 유해파를 중화시키고 있으며 벌레, 뱀, 두더지 퇴치와 식물 성장 등에 사용하여 효과를 보고 있다. 이 파장을 사용하고부터는 모기의 접근이 없어졌고, 뱀과 두더지가 없어졌으며, 과일이 맛있게 변하는 것을 체험했다. 누구나 이 방법대로 사용하면 같은 효과를 볼 수 있을 것이다.

한글 문자파장이 해외에 알려지면 많은 사람이 혜택을 보는 것은 물론이고 한글의 우수성과 과학성이 입증되어 우리나라의 격이 높아지리라 생각된다. 그러기 위해서는 우리가 먼저 사용하여 효과를 본 다음 널리 홍보가 되어야 한다. 이것이 대한민국의 자존심이며, 우리의 자부심이다.

이렇게 훌륭한 문자를 가진 우리는 한글을 창제한 세종대왕께 감사하며 자부심을 가져야 할 것이다. 그리고 한글이 더 빛날 수 있도록 다 같이 노력해야 한다. 한글을 갈고닦아 연구를 하면 또 다른 획기적인 기능이 나올 것이다. 나같이 하찮은 사람도 파장을 찾아 사용하고 있는데, 전문적인 지식을 가진 사람이 연구를 하면 틀림없이 새로운 것이 나오리라 생각된다.

이와 같은 파장은 한글에서만 나오는 것으로, 신이 주신 특별한 은혜이다. 영어나 한문, 일본어 등에서는 파장을 발견하지 못했으므로 한글을 하늘이 내려주신 글이라고 하는 것이다. 우리가 소중하게 여겨 후대에까지 물려줘야 하며, 이것이 우리 민족의 긍지를 살리는 것이라 생각한다. 나는 이렇게 좋은 문자를 창제해준 세종대왕과 수고한 분들께 깊은 감사를 드리며, 한없는 자부심을 가진다. 한글이 없었으면 나같이 평범한 사람은 까막눈 신세를 면치 못했을지 모른다. 한글 덕분에 파장을 찾게 되었고, 이 글을 쓰게 되었다고 생각되어 너무나 행복하다.

일부이긴 하지만 한글도 정확히 모르면서 외국어, 특히 영어를 배우려 하는 사람을 보면 안타까운 마음이 든다. 그런 행위는 자기 조상의 이력도 모르면서 남의 조상이 걸어온 지난날을 꿰뚫어 배우려는 것과 같다. 내 집안의 장점과 문제점을 먼저 안 다음에 남의 집을 평가하는 것이 옳을 것이다.

이름도 문제가 있다. 아름다운 우리글을 팽개친 채 굳이 외래어를 사용할 필요가 있을까 싶다. 아파트나 상호도 외래어를 사용하여 발음과 기억을 못 하게 하는 경우가 많다. 남의 것을 흉내 내면 소중한 내 것은 소홀히 하게 된다. 파장이 나오는 우리 한글을 정확하게 익힌 다음에 외래어를 사용하기를 바란다.

운해(雲海) 양종수